IT
치매를
만나다

IT 치매를 만나다

저자
양현덕
박준일
김현식
박동석
서정욱

Dementia Books
디멘시아북스

목차

머리말 IT기술로 따뜻하게 치매를 보다   7

CHAPTER. 1 IT, 치매를 만나다   15

CHAPTER. 2 치매의 예방과 진단   25

1. 치매발병위험을 인공지능이 예측한다?   27
2. 치매 예방을 로봇공학으로 한다?   31
3. 치매 조기 진단을 가상현실로 할 수 있다?   33
4. 후각을 이용한 치매 진단과 가상·증강현실기반 치매재활   36
5. 인공지능으로 치매를 진단한다?   39

CHAPTER. 3 치매 치료제 개발   43

1. 인공지능으로 치매약을 개발한다?   45
2. 디지털 치료제로 치매를 치료한다?   48

CHAPTER. 4 치매와 산업, 그리고 정책   53

1. 치매, 사물인터넷을 만나다   55
2. 위치기반서비스로 치매 환자를 찾는다   58
3. 디지털 치매   63
4. 치매와 스마트도시   66
5. 치매와 실버산업, IT를 만나다   70
6. 의료 빅데이터 활용 규제개선과 데이터3법   74

맺음말 인간을 위한 기술   77

미래를 열어온 사람들(다시읽기)
정보고속도로를 이용한 의료혁명   91

참고문헌   101

머리말

머리말

IT기술로 따뜻하게 치매를 보다

우리나라는 6.25 전쟁 이후 폐허만 남은 상황에서도 지속적인 산업화를 통해 눈부신 성장을 하면서, 국내외에서 '한강의 기적'을 일구어 냈다는 평가를 받았습니다. 급격한 발전을 바탕으로 의식주에 대한 궁핍을 해결하고, 각종 산업과 기술을 일궈내던 7, 80년대, 당시 집 한 채 가격과 맞먹던 소위 '백색, 청색 전화'는 부의 상징이었으며, 80년대 말부터 도입된 초기 아날로그 방식의 이동전화 역시 극소수의 부유한 사람들만 누릴 수 있는 특권과 같은 서비스였습니다.

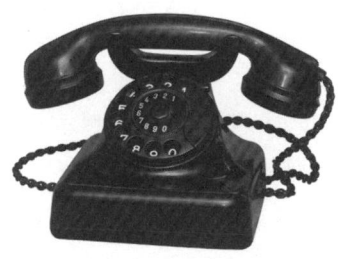

전량 수입에 의존하여 외국 제품뿐이던 전화교환기 시장 속에서 국산화를 목표로 개발하기 시작한 TDX 시리즈 전전자교환기의 개발이 성공하면서, 유선전화는 보편적인 서비스로 자리잡게 되었으며, 그 이후로도 세계 최초 상용화에 성공한 CDMA 기술을 활용한 이동전화 서비스는 이제 우리 생활 곳곳에 깊숙하게 뿌리내리고 있습니다. 이를 통해 초기 기술 개발 당시에는 상상조차 하지 못한 새로운 서비스와 산업 분야가 생겨나고 있으며, 이는 우리 삶의 질을 윤택하게 하는데 큰 기여를 하고 있습니다.

당시 이러한 사업을 시작하는 것에 대해 스스로도 무모함에 가깝다는 것을 인지하고 있었으며, 주위에서도 만류와 걱정을 했었습니다. 하지만 이를 뒤로하고 시작했던 것들이 기반이 되어, 이제는 모든 사람들이 원하는 대로 그 혜택을 누리며, 시간과 장소의 제약을 극복하고, 서로의 생각을 나눌 수 있는, 인간미가 담긴 IT 기술이 구현되었습니다. 이러한 것에 대한 개발을 주도한 사람으로서 시간이 지난 지금도 큰 보람을 느끼고 있습니다.

한편, 인간에게 있어 생로병사에 대한 문제는 누구나 예외가 없으며, 최근 전세계적인 고령화와 비례하여 빠르게 증가 추세를 보이는 치매는 이제 인류에게 있어 걱정거리이자 극복해야 할 대상이 되고 있습니다. 그 중에서도 우리나라는 전세계에서 유래가 없을 정도이며, 치매 환자의 수가 2050년에는 무려 300만 명을 넘을 것으로 전문가들은 예측하고 있습니다. 치매가 타 질환에 비해 더욱 문제가 되는 이유는, 환자 스스로 증상을 인지하고 돌보는 것이 힘들거나 불가능한 경우가 많고, 이 때문에 주위 가족이나 지인에게 고통과 슬픔을 안겨주기 때문입니다.

이는 국가적으로도 큰 문제인데, 2018년 한 해 동안 지출된 국내 총 치매관리비용은 15조 7000억 원이었으며, 이는 1인당 금액으로 환산할 시 약 2100만원 정도입니다. 2020년 기준 현 정부는 이러한 문제를 인식하고 '치매국가책임제'라는 슬로건 아래, 정권 초기부터 야심 차게 사업을 계획하고 진행하였지만, 충분한 고민 없이 책정한 초년도 치매 관련 예산 1조원 중 20%도 집행이 되지 않는 등 많은 한계를 보여준 것이 사실입니다.

제2차 치매관리종합계획 이후 국가에서 진행되는 치매 관련 정책들은 중증환자 위주의 간병 체계와 초기 치매검사를 통한 선별 위주로 진행되고 있으나, 정작 치매 인구 중 다수를 차지하는 경계성 또는 경도 단계의 환자를 대상으로 하는 정책들은 상대적으로 부족한 상태이며, 이로 인해 치매 질환에 대한 국민들의 기대를 충분히 충족하지 못하고 있다. 모든 질병이 그러하듯 치매 또한 초기 발견과 대응에 따라, 완치가 가능하거나 진행 속도를 현저히 늦출 수 있는데,

이 시기를 놓치는 경우가 많아 안타까운 상황입니다.

주위를 둘러보면 치매 환자를 돌보는 가족이 의외로 많은데, 그 중 대다수가 치매에 대한 정확한 정보가 부족하고, 의료인에 대한 객관적이고 검증된 내용의 의료상담이 부재함 등으로 인해 환자의 병세가 악화되거나, 이로 인한 피해를 호소하고 있습니다.

실제로 2019년 한 해 동안 치매와 관련된 카페나 블로그, SNS 커뮤니티 등의 구성원 수가 전년도 대비 약 3배 가까이 증가한 것이 이를 증명하는데, 이러한 사실은 정부 기관이 주도하는 국가치매센터 중심의 사업과는 별개로 각각의 치매환자와 보호자들에게 다가갈 수 있는, 보다 세심하고 체감도 높은 민간 주도의 치매 관련 서비스의 수요가 존재한다는 것을 의미합니다. 하지만 이러한 커뮤니티의 경우 사이트를 운영하는 사람의 의지와 노력 위주로 운영되는 경우가 많다 보니, 질환에 대한 의학적 정보와 같이 운영에 필요한 내용을 접하기 쉽지 않고, 이로 인해 운영에 한계를 느끼고 서비스가 종료되는 경우가 많습니다.

앞서 언급했던, 인간미가 담긴 IT 기술을 통해, 우리는 지금 시간과 장소에 제약 없이 서로의 의견을 교환하고 이를 발전시켜 나아가고 있습니다. 또한 요즘은 AR, VR 등 최첨단 기술까지 더해져, 더욱 더 쉽고 편리하며 다양한 방식으로 사람 간의 따뜻한 감정도 전달이 가능해지고 있습니다.

코로나19로 인해 대면접촉이 부담스러운 지금, 서로가 직접 오프라인에서 마주하지 않더라도 서로의 생각을 전할 수 있는 수단이 존재한다는 사실은 무척 다행스럽게 느껴집니다. 국내외 뉴스를 보면, '따뜻한 IT 기술'을 치매에 적용한 사례를 자주 접할 수 있습니다. 국내 모 이동통신회사의 AI 탑재 제품을 활용한 치매환자 대상 서비스, 로봇과 환자가 서로 말벗이 되어 인지능력을 향상시킬 수 있는 서비스 등도 좋은 사례가 될 수 있을 겁니다.

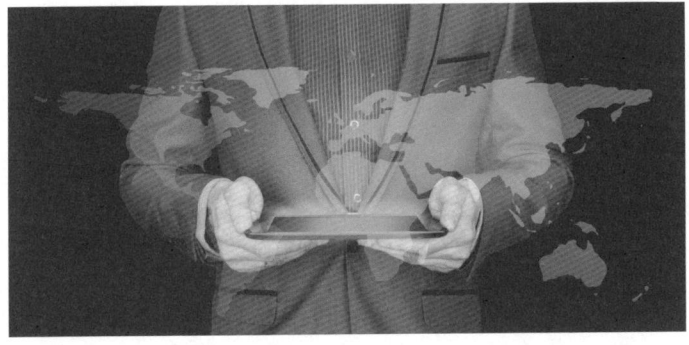

치매 환자와 연관된 치료 및 서비스의 개선과 병행하여, 환자 케어로 인해 힘들고 지쳐 있을 보호자 등을 대상으로 하는 다양한 서

비스나 혜택 또한 절실히 필요하다고 생각됩니다. 앞서 언급했던 치매 관련 커뮤니티의 경우, 같은 처지에 있는 사람들 간에 동병상련의 마음으로 소통의 창구가 될 수 있고, 치매에 대한 정확한 관련 지식을 빠르게 접함으로 다시 희망을 얻고, 이는 환자의 병세 개선에도 도움이 되기 때문입니다.

IT 기술을 기반으로 이러한 커뮤니티를 전문적인 의료지식이 전달될 수 있는 장(場)으로 만들고 체계적으로 구성하여 운영한다면, 환자와 보호자들에게 보다 더 다가설 수 있는 효과적인 의료정책 실현이 가능할 것이며, 의료 관련 종사자나, 치매와 직·간접적으로 관련된 사업체들까지 아우를 수 있는, 전문 포털 서비스로 거듭날 수 있을 것입니다. 저는 이러한 노력들이야 말로 '따뜻한 IT 기술'의 구현이 아닐까 하는 생각이 들어, 적극적인 지원을 아끼지 않고 있습니다.

인류는 역사적으로 위기를 마주할 때마다, 이를 잘 극복하고 한 단계 발전하는 우수성을 보여왔습니다. 현 시점에서 전 세계를 위협하고 있는 코로나 바이러스도 가까운 시일 안에 정복될 것이라 믿어 의심치 않는 것처럼, 치매도 언젠가 인간의 노력을 통해 극복이 가능할 것으로 예상합니다. 그렇게 되기까지 다양한 IT 기술을 통해 보다 많은 사람들이 인간미를 나누고, 서로 뜻을 모은다면, 지금까지 그래왔듯이 극복의 시간이 더욱 빨리 다가올 것이라 확신합니다.

CHAPTER. 1
IT, 치매를 만나다

'멀티미디어와 정보통신기술을 응용하면 의료서비스를 고도화하고, 특히 고령화 사회를 인간화할 수 있다. …. 의료서비스 분야의 발전은 복지 문명국가가 되는 첩경이다. …. 초고속 정보통신망 구상이 실현된다면 우리나라 의료서비스는 비약적인 발전을 이루게 될 것이다.'

'미래를 열어온 사람들: 정보고속도로를 이용한 의료혁명',
서정욱, 1996

2019년 4월 3일 오후 11시, 한국은 세계 최초로 5세대 이동통신 기술(5th Generation Mobile Telecommunication, 5G) 상용화 성공을 통해 '4차 산업혁명'이 도래했음을 알렸습니다. 이를 통해 위의 예견은 이제 현실이 되었습니다.

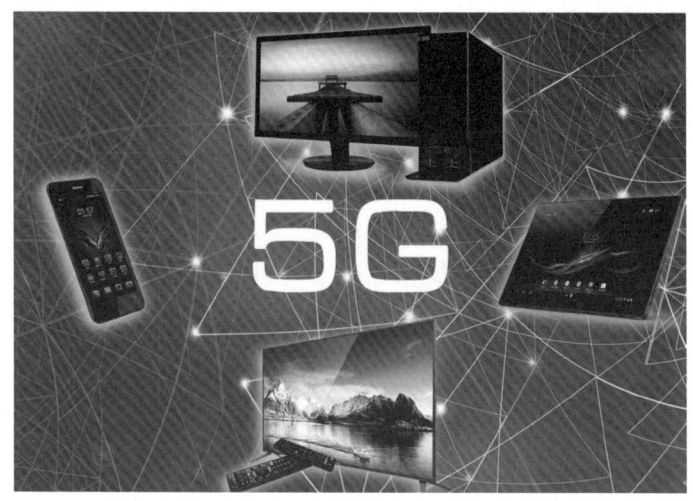

'5G'는 최첨단 이동통신(Mobile Communication) 기술로, 인공지능(Artificial Intelligence, AI) 및 빅데이터와 융합하여 '4차 산업혁명'의 핵심기술인 사물인터넷(Internet of Things, IoT), 가상현실(Virtual Reality, VR), 증강현실(Augmented Reality, AR), 자율주행(Automatic Driving) 등을 구현할 수 있으며, 그 외에도 다양한 분야에서 많은 변화를 일으킬 것으로 기대되고 있습니다.

대표적인 사례로는 시민들의 삶을 향상시키는 '스마트도시(Smart City)'의 확산이 있습니다. '스마트도시'는 정보통신기술(Information and Communications Technology, ICT)을 이용하여 주거, 환경, 교통,

재난, 사고, 범죄 등의 도시 문제를 해결하는 것은 물론, 도시의 기능적인 부분에 있어 최적화를 이룰 수 있는 방법 중 하나로 등장하였습니다.

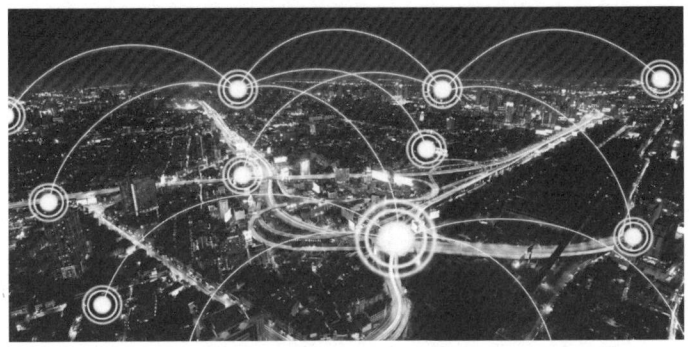

앞서 언급한 예견처럼, 이러한 최첨단 ICT는 우리나라의 의료 서비스에도 비약적인 발전을 가져왔습니다. 특히 고령화 사회에서 필연적인 사회문제로 떠오르고 있는 치매 분야에도 적용이 가능한데, 실제로 치매 분야에 적용된 ICT는 활용도가 높은 것으로 평가 받고 있으며, 발병을 예측하거나 예방, 조기진단, 인지치료, 치료 약제 개발 및 돌봄 등 다양한 분야에 대한 연구가 활발하게 진행되고 있습니다.

또한 현재 AI와 빅데이터 기술을 활용하여 치매 발병에 대한 위험도를 예측하는 시스템이 개발 중에 있으며, 의료 영상을 분석하여 치매를 조기에 진단하는 기술도 임상에서 활용되고 있습니다. 그 외에도 치매 예방과 진단 목적의 인지 평가를 하기 위해 AI를 기반으로 하는 게임이 활용되고 있으며, 치매 분야에 있어 VR과 로봇에 대한 효과를 검증하기 위한 연구도 진행되고 있습니다.

알츠하이머 치료제 개발을 위한 연구에는 천문학적인 비용과 더불어 기간도 오래 걸립니다. 그럼에도 불구하고 실패를 거듭하고 있는 것이 현실입니다. 이에 대해 최근에는 AI 기술의 일종인 머신 러닝(Machine Learning)을 알츠하이머병 치료제 후보 물질 발굴에 활용하고 있으며, 이를 통해 치료제 개발 시기를 조금이나마 앞당기고 연구 비용을 줄일 수 있으리라 기대하고 있습니다.

치매 환자는 길을 잘 잃고 배회하는 증상을 보이게 됩니다. 이로 인한 실종의 위험으로 인해 외부 활동 등에 제약을 받고 사회적으로 더 고립되게 되는데, 이는 환자의 인지와 정서에 부정적인 영향을 끼치게 됩니다. 만약 위치기반서비스(Location Based Service, LBS)를 활용한 스마트워치(Smart Watch)나 배회감지기와 드론(폴리스 드론)등의 기술을 활용한다면, 치매 환자가 안전하게 외출하여 사회활동을 유지하고, 실종을 방지하는 데 도움을 줄 수 있을 것으로 기대하고 있습니다.

고령의 치매 환자는 가족이 하루 종일 돌봐야 하는 경우가 많은데, 그렇기 때문에 시간과 체력적인 부분에 대해 부담을 느낄 수밖에 없습니다. 이러한 돌봄 부담은 치매 환자에 대한 방치나 폭력으로 이어질 수 있으며, 집에서 돌보는 것에 한계를 느껴 요양시설로 보내는 이유가 되기도 합니다. 하지만 요양 시설에도 돌봄 인력이 부족한 것이 현실이기에 돌봄 공백이 발생할 수밖에 없습니다.

이러한 부분을 극복하기 위해 치매 환자를 돌보는 가족과 종사자에 대한 부담을 덜거나 보조할 수 있는 '돌봄 로봇'의 확대도 기대되고 있습니다. 또한 웨어러블 디바이스(Wearable Device)를 통해 치매 환자의 일상생활능력에 대한 정보를 수집하고 분석하여 IoT에 결합시키기 위한 연구도 진행 중이며, 이를 통해 치매 환자 돌봄 부담을 줄여줄 수 있을 것으로 기대됩니다.

더욱이 사물인터넷(Internet of Things, IoT)의 하나인 '건강사물인터넷(Internet of Health Things, IoHT)'을 구현한 '스마트홈(Smart Home)'은 가정이나 요양시설에서 치매 환자에 대한 효율적인 돌봄에 도움을 줄 수 있습니다. 이를 통해 가족이나 종사자의 간병 부담은 줄여주고, 궁극적으로는 환자의 삶의 질 개선도 이뤄질 수 있습니다.

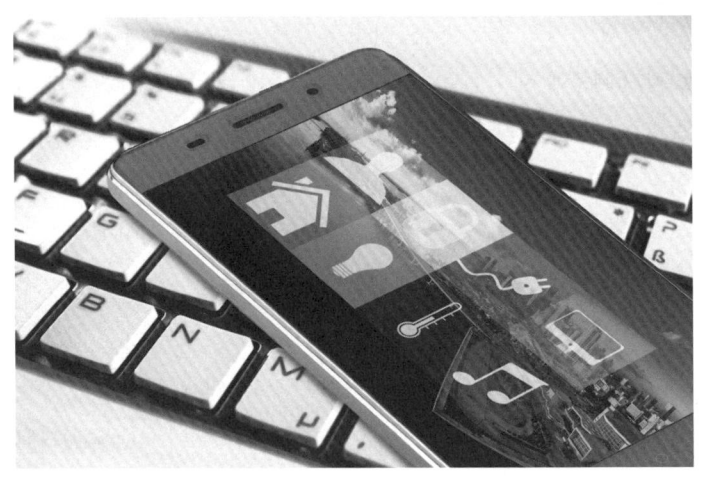

현재, 코로나19 감염사태의 장기화로 인해 요양병원·시설에 입원해 있는 치매 환자와의 면회가 자유롭지 않은 상황입니다. 물론 비접촉 면회가 제한적으로 허용되기는 하지만, 가족들의 염려와 치매 환자의 정서적 불안감은 쉽게 수그러들지 않습니다. 이런 경우 스마트폰 등을 이용한 영상통화는 환자의 정서적인 안정에 도움이 될 수 있습니다. 그 외에도 좀 더 발전된다면 비대면(언택트, untact) 스마트 기술의 하나로 증강현실이나 입체화상(홀로그램, hologram)을 활용한 가상방문(Virtual visits)도 기대해 볼 수 있습니다.

이처럼 ICT는 치매 분야에 있어 발병 예측, 예방, 진단, 치료, 돌봄 등 다양한 분야에 적용되고 있으며, 이러한 노력이 치매 환자에 대한 삶의 질을 향상시키고, 의료서비스 발전에도 도움이 될 것이라고 기대합니다.

아직 치매를 완치할 수 있는 치료제가 없다는 사실에 많은 이들이 좌절하고 있습니다. 하지만 ICT가 치매에 대해 다양하게 적용되고 있고, 이에 대한 연구도 활발하게 진행되고 있습니다. 아직은 병을 완치하지 못하지만 극복할 수 있다는 희망에 한 발 더 가까이 다가가고 있습니다.

이 책은 치매에 활용되는 최첨단 IT 기술에 대해 설명하고자 하는 책은 아닙니다. 다만 다양한 ICT가 치매에 대해 어떻게 적용되며, 이에 대한 연구가 어떻게 진행되고 있는지에 대해 일반인도 이해하기 쉽게 풀어 쓴 책입니다. 치매 환자를 돌보는 많은 이들이 치매에 대해 부딪히고 좌절하는 산이 아닌, 넘어서 극복할 수 있는 언덕이라는 희망을 잃지 않기를 바랍니다.

CHAPTER. 2
치매의 예방과 진단

치매발병위험을 인공지능이 예측한다고?

치매에 대한 연구는 오래 전부터 지금까지 계속되고 있지만, 아직까지도 치매를 근본적으로 치료하는 방법은 찾지 못했습니다. 다만 치매의 증상만을 조절하는 몇 가지 약제가 있을 뿐입니다. 그렇기 때문에 치매 예방에 대한 중요성이 더욱 강조되고 있습니다. 수치적으로 보자면 고혈압이나 비만, 당뇨, 흡연, 우울, 운동 부족, 사회적 고립, 교육, 난청 등, 치매가 발생하는 데에 영향을 주는 위험인자에 대해 적극적인 관리를 한다면 35%나 예방이 가능합니다. 이러한 부분을 근거로 하여, 치매에 대한 조기 진단이나 치료도 물론 중요하지만, 치매에 걸리기 전 개개인에 대한 발병 위험률을 예측하는 것이 가능하다면, 보다 더 적극적이고 구체적으로 치매 예방을 위한 계획 수립이 가능할 것입니다.

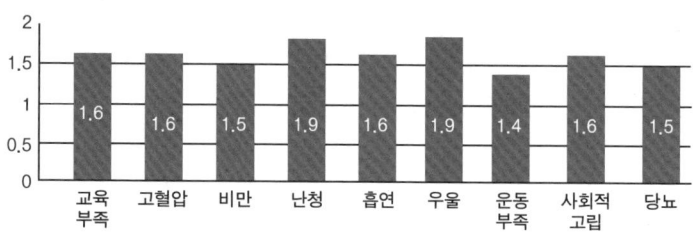

인자별 치매 발병에 미치는 상대 위험도

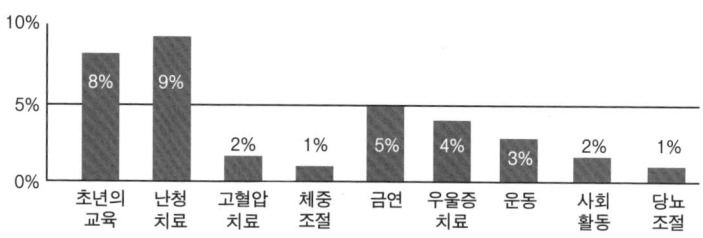

위험 인자 관리에 따른 치매 위험률 감소

사실 기존에도 치매 발병위험 예측에 대한 연구들이 있기는 하였으나, 이는 분석을 하는 데에 시간이 너무 많이 걸리고, 단순 수식을 이용한 경우에는 방대한 양의 정보를 다루는데 한계가 있었습니다. 이처럼 사람이 직접 하기에는 물리적으로 불가능에 가까웠던 일을, 최근에는 인공지능(Artificial Intelligence, AI)을 활용하여 빠른 시간 내에 많은 정보를 더 정확하게 분석할 수 있게 되었으며, 건강 빅데이터(Big Data)와 AI를 이용하여 치매 발병을 예측하기 위한 연구 결과들이 발표되고 있습니다.

인지기능이 정상인 사람에 대한 다양한 건강정보(건망증, 뇌혈관 위험인자, 유전자, 신경심리검사 등) 빅데이터를 기계학습(머신 러닝, Machine Learning) 기법을 통해 AI가 분석하였을 때, 분석 대상에 대한 10년 후 치매 발병 위험도에 대해 약 80%의 정확도로 예측이 가능하다는 연구 결과가 발표되었습니다.

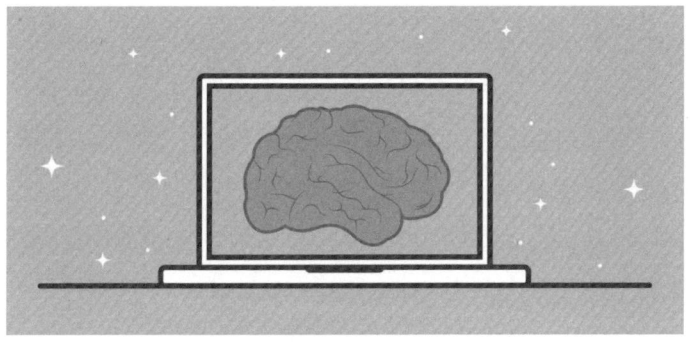

치매의 전 단계로 알려진 경도인지장애는 한국의 경우 65세 이상 인구 중 25%가 겪고 있으며, 1년 중 환자의 약 15%가 알츠하이머 치매로 진행됩니다. 그렇기 때문에 건강한 사람에 대한 치매 예방 노력만큼이나, 경도인지장애를 조기에 진단하고 치매로 진행되는 것을 막는 것도 중요합니다. 그러기 위해서는 경도인지장애에서 치매로 진행되는데 영향을 미치는 위험인자를 찾아내는 것이 필요합니다.

최근 경도인지장애 환자의 인지기능 상태, MRI, 뇌척수액 바이오마커, 유전자 등의 모든 임상 정보를 딥러닝 기법으로 동시에 분석하였을 때, 경도인지장애 단계에서 치매로 진행될 위험률을 97%의 정확도로 예측할 수 있다는 연구 결과가 발표되어 주목을 받고 있습니다.

지금까지 치매 예방은 개개인에 대한 위험 인자의 차이를 고려하지 않고, 누구에게나 보편적으로 적용할 수 있는 방법을 택해왔습니다. 물론 이러한 방법도 효과가 있기는 하지만, 치매 발병에 영향을 줄 수 있는 요인들에 대해 개인별로 맞춤 적용하여 예방 계획을 수립하는 것이 보다 더 효율적이고 효과적일 것입니다.

앞으로 남은 연구 과제는 치매 발병에 영향을 줄 수 잇는 특정 위험인자를 개인별로 확인하는 것입니다. 이를 파악한다면, 보다 구체적이고 차별화된 예방 계획을 수립할 수 있을 것으로 기대하고 있습니다. 현재 한국은 과학기술정보통신부가 지원하여 AI와 빅데이터 기술을 이용한 치매발병 위험도를 예측하는 시스템을 개발하고 있습니다.

치매 예방을 로봇공학으로 한다?

현재는 치매를 근본적으로 치료할 수 있는 방법이나 약이 없지만, 건강한 생활습관이나 치매 위험인자 관리 등을 통해 전체 치매 중 약 1/3는 예방이 가능합니다. 세계보건기구(WHO)는 2019년 4월 14일 처음으로 발표한 '치매예방 지침'을 통해 규칙적인 운동, 균형 잡힌 건강식, 금연, 금주, 체중 관리 등 건강한 생활습관과 더불어 고혈압, 당뇨, 고지혈증의 적극적인 관리에 대한 중요성을 강조했습니다.

건강한 생활 습관을 형성 및 유지하고 위험인자에 대한 관리를 통해 치매를 예방할 수 있는데, 이를 보다 더 효과적으로 하기 위해 최근 수 년 동안 인지중재치료에 대한 연구가 진행되고 있습니다. 현재 연구를 통해 인지중재치료가 치매의 전단계인 경도인지장애 환자의 기억력 개선에 도움이 된다는 것은 증명되었지만, 이것이 치매 예방 효과 또한 있는지 증명하기 위해서는 보다 더 많은 연구가 필요합니다.

한편, 기술 발전을 통해 로봇 공학 분야가 눈부신 발전을 이뤄내고 있는 가운데, 로봇을 치매에 활용하는 '돌봄 로봇'이 가장 빠른 혁신을 나타내고 있습니다. 돌봄 로봇은 치매 환자의 일상 생활을 보조하는 기능을 탑재하고 있으며, 현재 상용화를 앞두고 있는 상태입니다. 이 외에도 치매 분야에 대한 로봇 활용은 인지 중재 치료에도 쓰이고 있으며, 점차 그 적용 분야가 확대되고 있습니다.

인지중재치료에 활용되는 로봇의 경우, 치매 환자를 대상으로 하는 다양한 인지 훈련은 물론 전화 걸기나 장보기 등과 같은 일상 생활 훈련에 대한 구현도 가능합니다. 더욱이 목소리나 외모와 같이 환자에게 친숙한 가족의 특징을 비슷하게 구현할 수 있기 때문에, 환자가 심리적인 안정을 취하며 편안하게 치료를 받을 수 있으며, 병원이나 관련 시설은 물론 가정에서도 활용이 가능할 것입니다.

이처럼, 로봇을 인지중재치료에 활용한다면, 환자 개개인에 맞춰 치료가 가능해지기 때문에, 치료 효과를 보다 더 높일 수 있으며, 치료와 동시에 환자의 인지 평가도 자동으로 이뤄진다는 장점이 있습니다. 최근 로봇을 이용한 인지중재치료가 경도인지장애에서 치매로의 진행을 예방할 수 있는지에 대한 연구도 진행되고 있습니다. 로봇을 통한 치매 치료가 보다 더 활성화 된다면, 많은 환자들이 효과를 볼 수 있을 것으로 기대하고 있습니다.

치매 조기 진단을 가상현실로 할 수 있다고?

현재 가상현실(Virtual Reality, VR)과 증강현실(Augmented Reality, AR)은 게임, 스포츠, 교육, 의료 등 다양한 목적으로 개발되고 활용 중에 있습니다. 최근에는 이를 치매 환자에 대한 평가 도구로 이용하거나, 인지 재활과 돌봄에 활용하는 등, 치매 분야에서도 주목하고 있습니다.

모든 병이 그러하지만, 알츠하이머병은 조기에 진단할수록 병의 진행을 늦추고 치료 효과를 극대화 시킬 수 있으며, 이를 통해 환자의 삶의 질을 향상시킬 수 있습니다. 그러기 위해서는 진단이 중요한데, 치매를 초기에 진단하는 신경심리검사(또는 인지기능검사)는 비용이 비싸고 오래 걸린다는 단점이 있습니다.

알츠하이머 치매 환자에게서 나타나는 초기 증상 중 대표적인 것은 기억력이 저하되는 것이며, 그 중에서도 공간 기억력에 대한 변화가 가장 먼저 나타납니다. 즉, 공간 기억력에 대한 변화를 일찍 찾을 수 있다면, 보다 더 빠르게 알츠하이머 치매를 진단하는 것이 가능하다는 것입니다. 하지만 일반적인 신경심리검사의 공간 기억력 검사는 일상적인 경험과 다른 점이 많기에, 초기 변화를 감지하는 데에 한계가 있을 수밖에 없습니다.

하지만 만약 이러한 검사에 대해 VR/AR을 적용한다면 현재 검사 방법에 대한 문제를 해결할 수 있을 지도 모릅니다. VR/AR 영상을 통해 실생활과 유사한 환경을 만들고, 이를 통해 환자의 기억력과 공간감각 등 인지기능을 평가한다면, 현재 사용되는 검사 방법에 비해 상대적으로 더 짧은 시간에 적은 노력을 들여 검사를 진행할 수 있게 됩니다. 또한 이를 통해 환자 측면에서는 비용 절감을, 의료진은 보다 더 정확한 초기 치매 진단이 가능하게 됩니다.

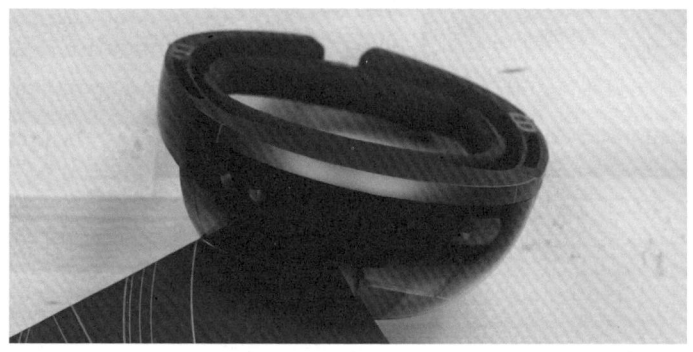

최근 발표된 연구에 의하면, 피실험자에게 HMD(Head Mounted Display, 머리 부분 탑재형 디스플레이)를 착용하게 하고, VR로 구현된 생일 파티 영상을 보게 한 다음, 영상 속 장면이나 대화 내용에 대한 기억 정도를 평가하여 정상, 경도인지장애, 치매로 구분하였는데, 그 정확도가 약 95%에 달했다고 합니다.

VR 만큼이나 AR 기술도 지속적으로 발전을 하고 있습니다. 최근 마이크로소프트 사에서 개발자들을 대상으로 출시한 홀로렌즈(HoloLens)는 VR이나 AR을 뛰어넘어, 현실 화면에 스캔 된 3D 이미지를 출력하고 이를 자유롭게 조작할 수 있는 MR(Mixed Reality, 혼합 현실)을 특징으로 내세우고 있습니다. 이와 같은 고가의 전문 기기 외에도 스마트폰 등을 통해 AR은 현재 우리 곁에서 다양하게 쓰이고 있습니다.

 VR이나 AR을 이용하여 치매를 조기에 진단하기 위한 연구는 지금도 한창 진행 중에 있습니다. 가까운 미래에는 임상에서 보다 보편적으로 활용 될 수 있기를 기대합니다.

후각을 이용한 치매 진단과 가상·증강현실기반 치매재활

치매 환자는 냄새를 잘 맡지 못하는 경우가 많습니다. 이러한 증상은 치매 증상이 발견되기 전부터 시작되며, 치매의 전단계인 경도인지장애에서도 나타나게 됩니다. 치매 환자에게 이러한 증상이 나타나는 이유는 알츠하이머병이나 루이소체병과 같이 치매를 일으키는 신경퇴행성질환이 후각망울을 가장 먼저 손상시키기 때문입니다. 일상생활에서 흔하게 접하는 냄새를 잘 맡지 못하거나 후각 기능이 손상된 정도에 비례하여 치매 발병 위험률이 높아지게 됩니다.

이러한 사실을 근거로 하여, 콧물을 통해 조기에 알츠하이머병을 진단하는 기술이 발표되었습니다. 이는 알츠하이머병의 원인인 베타아밀로이드를 콧물에서 검출하는 방법인데, 연구 결과에 의하면 알츠하이머병 환자의 콧물은 정상인에 비해 상대적으로 베타아밀로이드 농도가 높았으며, 이는 증상에 비례하여 나타났습니다.

최근에는 위 기술에서 한 단계 더 발전한 연구가 진행되고 있는데, 콧물이 아닌 후각 생체 정보 기술을 이용하여 치매 진단을 조기에 더 쉽게 진단하는 것입니다. 그 외에도 코를 통해 검출되는 질병 바이오마커를 측정할 수 있는 고감도 전자코 기술도 개발 중에 있습니다.

현재 임상에서 보편적으로 사용되고 있는 치매선별검사는 귀가 어둡거나 눈이 어두운 경우 검사를 진행함에 어려움이 있고, 연령이나 학력 등에 영향을 받는다는 단점이 있습니다. 하지만 위와 같은 생체 정보를 통해 데이터를 얻을 수 있다면, 기존 선별인지검사의 단점을 보완할 수 있고, 치매 초기진단이 보다 더 정확하고 수월해질 것으로 기대하고 있습니다.

후각은 과거 기억을 되살리는 데 중요한 요소 중 하나입니다. 이는 후각 세포가 인간의 감정을 관장하는 편도체, 그리고 기억과 연상학습을 담당하는 해마에 연결되어 있기 때문입니다. 이러한 사실을 근거로 해당 부위를 자극한다면, 치매 등의 이유로 기억하지 못했던 과거의 기억이나 감정도 되찾을 수 있습니다.

치매환자에게 사용되는 비약물치료 중 하나인 회상요법(Reminiscence Therapy)에 가상·증강현실(Virtual/Augmented Reality, VR·AR) 기술을 적용하는 것도 생각해 볼 수 있습니다. 회상요법은 치매 환자에게 있어 좋았던 과거 기억을 상기시키고 이를 통해 정서적으로 안정시키는데 활용됩니다. 회상요법을 진행할 때 VR·AR 기술을 활용한다면 보다 더 실감나게 기억을 되살릴 수 있으며, 외출이 어려운 치매 환자의 경우 가상으로 외부 환경을 체험할 수 있습니다.

또한 단순히 시각과 청각뿐만 아니라 후각까지 함께 자극할 수 있는 VR·AR 체험 컨텐츠도 개발, 연구 중에 있습니다. 이를 통해 치매 환자의 추억을 반영한 맞춤형 재활 프로그램이 이뤄질 수 있으리라 생각됩니다.

인공지능으로 치매를 진단한다?

지난 2020년 6월 12일, 보스턴 의과대학의 콜라찰라마 교수와 연구팀은 인공지능(Artificial Intelligence, AI)을 이용하여 알츠하이머병 발병을 예측하고 정확하게 진단할 수 있는 컴퓨터 알고리즘(Algorithm, 연산법)을 개발했다고 발표하였습니다. 이번 연구는 뇌신경학 저널인 [브레인] 6월호에 개제되었는데, 연구진들은 이번 연구에 구글(Google)의 자회사인 '딥마인드(DeepMind)'에서 개발된 AI 바둑 프로그램인 알파고(AlphaGo)의 '딥 러닝(Deep Learning, 심화 학습) 알고리즘'을 적용했다고 밝혔습니다.

연구에 대해 자세히 살펴보자면, 알츠하이머병 환자와 정상인에 대한 정보를 '딥 러닝' 기법으로 학습한 AI가 환자의 뇌 MRI, 연령, 성별, 그리고 MMSE (Mini Mental State Examination, 간이정신상태검사) 점수 등의 정보를 분석하여 알츠하이머병을 정확하게 진단하였다는 것입니다.

해당 컴퓨터 알고리즘에 대해 현재까지는 '알파고'와 같이 별도의 이름이 붙여지지는 않았지만, 진단 정확도가 95%에 달하고, 하수 부검 소견도 잘 일치하는 등 실제 신경과 의사 이상으로도 알츠하이머병 진단을 정확하게 할 수 있을 것으로 기대되고 있습니다.

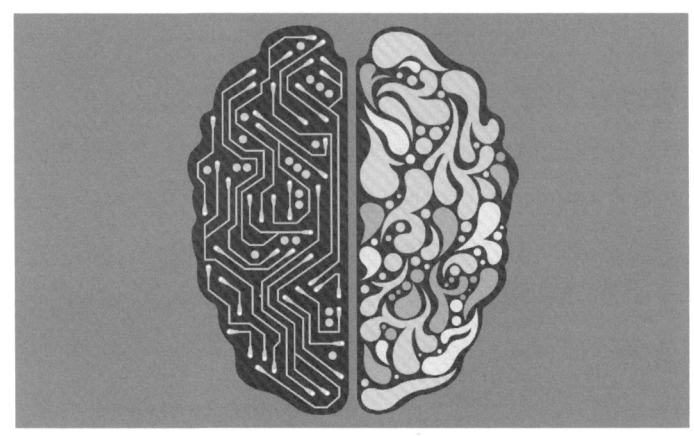

　현재 한국에서도 AI를 통한 치매 진단에 대해 연구가 진행되고 있으며, 한국의 왓슨(Watson, IBM)으로 불리는 '닥터앤서(Dr. Answer)'의 치매조기진단 소프트웨어가 식약처의 의료기기 허가를 기다리고 있습니다. 닥터앤서는 전국의 상급종합병원과 ICT·SW 기업이 모인 '한국 데이터 중심 의료 사업단(K-DaSH: Korea Data and Software-driven Healthcare Consortium)이 의료데이터와 AI기술의 융합을 통한 의료서비스 향상을 목표로 개발한 한국형 인공지능 기반 정밀의료 솔루션이며, 이곳에서 개발된 치매조기진단 소프트웨어는 소프트웨어는 알츠하이머병과 정상 노인의 뇌 MRI 빅데이터를 기반으로 한 딥러닝으로 알츠하이머병을 진단하기 위해 개발되었습니다.

알츠하이머병을 진단하는 것은 무척이나 복잡하고 어려운 일입니다. 그렇기 때문에 많은 시간과 비용이 소요되며, 의료진의 노력도 필요합니다. 앞으로 AI 기술이 임상에서 널리 활용된다면, 효율성이 증대될 것이며 환자에 대한 치료 계획을 세우는 과정에서도 도움이 될 것으로 예상하고 있습니다.

CHAPTER. 3
치매 치료제 개발

인공지능으로 치매약을 개발한다?

새로운 약을 개발하기 위해서는 후보약물 선정, 세포실험, 동물실험, 그리고 1상부터 3상까지의 임상시험 등등 수 많은 과정이 필요합니다. 일반적으로 후보에서 1상 단계에 진입한 물질 중 13.8%만 최종 3상까지 통과가 되며 약으로 승인을 받게 되는데, 이 과정까지 비용으로는 약 3조원, 기간으로는 15년 가량의 막대한 비용과 시간이 소요됩니다.

하지만 시간과 비용을 들인다고 무조건 약을 개발 할 수 있는 것도 아닙니다. 치매약이 그러합니다. 현재 사용되고 있는 알츠하이머 치매약은 증상을 완화시켜주기만 할 뿐, 병의 원인에 대해 근본적인 치료가 불가능합니다. 그렇기 때문에 이에 대한 신약 개발이 매우 간절한 상황입니다.

미국국립보건원에서 운영하는 '임상시험정보사이트(clinicaltrials.gov)'에 등록된 알츠하이머 치료제 개발 임상시험 현황을 보면, 2020년 현재 121개의 신약 후보물질을 대상으로 136개의 임상시험이 진행되고 있습니다. 하지만, 지난 10여 년간 1건도 최종 관문을 통과하지 못했다는 점을 고려한다면, 신약 개발에 대한 성공을 기대하기는 매우 어려운 상황이라고 할 수 있습니다.

한편, 최근 신약 개발에 인공지능(Artificial Intelligence, AI) 기술을 적용하는 변화가 생기고 있습니다. 현재까지는 모든 과정에 대해 사람이 직접 진행을 하였지만, AI를 활용한다면 개발 비용과 시간을 20% 정도로 줄일 수 있고, 그만큼 신약 개발에 대한 가능성을 높일 수 있습니다. 이러한 희망을 토대로 현재 관련 연구가 한창 진행되고 있습니다.

AI를 신약 개발 연구에 어떻게 활용하는지 설명하자면, 먼저 특정 질환에 효과가 있으리라 생각되는 후보물질을 선택하는 과정에 대해 수백만 개의 화학물질에 대한 대량의 정보를 고속으로 가상검색(virtual screening)하고, 이를 토대로 치료 후보물질을 찾거나 새로운 물질을 합성하는데 활용이 가능합니다.

그 다음으로는 후보물질의 약물학적 특성을 고려하여, 치료 효과를 극대화하고 부작용은 최소화하는 과정인데, 이 과정에서도 AI가 활용되게 됩니다. 이 과정을 거친 후보물질은 세포실험, 동물실험, 임상시험 단계를 거쳐 효능을 검증 받게 되며, 임상시험에서는 적절한 피시험자를 선정하는 과정에 활용되게 됩니다. 시험 대상인 환자에 대한 빅데이터를 AI가 자동으로 분석하여 선별하기 때문에 사람이 수작업보다 더 빠르고 정확하게 적절한 대상을 뽑을 수 있고, 이는 성공 가능성을 높이는데 도움이 됩니다.

사람이 하는 일은 아무리 정확하게 하려고 해도 시간적, 물리적인 한계가 있을 수밖에 없습니다. 이것이 알츠하이머 치료제 개발 연구에서 AI의 역할이 기대되는 이유입니다. 현재 AI를 활용한 신약 개발 연구가 알츠하이머병 연구에도 시도되고 있으며, 알츠하이머병 치료제 후보물질 발굴에 매우 유용하다는 것이 입증되었습니다. AI의 활용 범위가 후보물질 발굴을 넘어, 신약 개발 전 과정에 걸쳐 적용된다면, 치료제 개발 비용과 시간을 줄여 치매 신약 성공 가능성을 높여줄 것으로 기대합니다.

디지털 치료제로 치매를 치료한다?

최근 치매 분야에도 디지털 치료제(Digital Therapeutics, DTx)가 도입되고 있습니다. DTx란 의약품은 아니지만 디지털 기술을 이용하여 질병을 예방·관리·치료할 수 있는 소프트웨어를 의미하며, 종류로는 애플리케이션(앱), 게임, 가상현실(Virtual Reality, VR), 인공지능(Artificial Intelligence, AI) 등이 활용되고 있습니다. 즉, 스마트폰과 초고속 인터넷을 중심으로 한 'IT기술'과 '의약기술'이 융합하여 탄생한 독립 기술분야라고 할 수 있습니다.

DTx는 기존 치료법과 병행하여 그 효과를 증진시킬 수 있으며, 일반적으로 치료에 사용되는 복용약이나 주사 등과 달리 독성이나 부작용이 상대적으로 거의 없다는 장점이 있습니다. 또한, 치료제와 비교하였을 때 상대적으로 개발 비용이 매우 적게 들고, 배포 및 관리 비용이 저렴하며, 환자상태를 실시간 모니터링하며 데이터를 쉽게 수집해 맞춤 분석·치료에 활용할 수 있다는 장점도 있습니다.

DTx는 의약품 분야에서 1세대인 합성의약품, 2세대의 바이오 의약품에 이어 3세대의 치료제로 분류되고 있습니다. 현재 해당 분야에 대한 세계 시장 규모는 빠르게 성장하고 있는데, 생명공학정책연구센터에서 발표한 '디지털 치료제 개발 동향'에 따르면, 미국 내

DTx의 시장규모는 2017년 1조원이며, 해마다 30%씩 성장해 2023년에는 5조원에 달할 것으로 전망하고 있습니다.

그렇다면 세계 최초의 DTx는 무엇일까요? 이는 바로 미국 페어테라퓨틱스(Pear Therapeutics)社에서 약물중독 치료를 위해 개발한 모바일 앱 '리셋(reSET)'입니다. '리셋'은 2017년에 미국 FDA로부터 환자치료 용도로 첫 판매 허가를 받았으며, 효과로는 약물중독 환자에게 인지행동치료(Cognitive behavioral therapy, CBT)를 수행합니다. 이후 페어테라퓨틱스는 2018년도에 아편 중독에 대한 DTx인 '리셋오(reSET-O)'도 허가를 받았습니다.

비슷한 시기에 미국 프로테우스 디지털 헬스사(Proteus Digital Health)도 일본 오츠카제약(Otsuka Pharmaceutical)과 함께 '아빌리파이 마이사이트(Abilify MyCite)'라는 DTx를 개발하였으며, 2017년 11월 미국 FDA의 승인을 받았습니다. 스마트 알약 '아빌리파이 마이사이트'는 약제에 센서가 내장되어 있어 환자의 약물 섭취 여부를 디지털 방식으로 확인할 수 있습니다.

알츠하이머 치매 환자의 경우, 기억력 저하 등의 이유로 인해 제대로 약을 복용하지 못하거나, 약을 복용했다는 사실을 잊고 약을 중복해서 복용하는 경우도 있으며, 약을 먹어야 한다는 것을 잊어 약 복용을 건너뛰기도 합니다. 만약 '아빌리파이 마이사이트' 기술이 적용된 스마트 치매약이 개발된다면, 치매 환자가 처방 받은 약을 의사의 충고나 지시에 따라 정확하게 복용하는데 도움이 되고, 이를 통해 치료 효과의 극대화에 도움이 될 것으로 기대하고 있습니다.

미국 디테라 사이언스(Dthera Science)의 'DTHR-ALZ'는 화상치료를 기반으로 한 알츠하이머 치매 환자용 개인맞춤 DTx이며, 가족 사진이나 동영상 등을 보여주는 회상치료를 통해 알츠하이머 환자에서 보이는 초조나 우울증을 개선시킨다는 특징을 가지고 있습니다. 'DTHR-ALZ'는 2018년 8월 미국 FDA로부터 혁신의료기기(Breakthrough Device) 지정을 받았으며, 추후 FDA의 허가를 받게 된다면 치매 치료에 쓰이는 최초의 DTx가 됩니다.

한편, 국내의 경우 현재까지 상용화된 DTx는 없지만, 이에 대한 개발이나 임상은 활발하게 진행되고 있습니다. 지난 2020년 5월, 서울의대 연구진은 생활습관 교정용 CBT DTx를 개발하였으며, 이것이 비만치료에 효과적이라는 연구결과를 발표했습니다. 또한, 뇌졸중을 겪은 후 시야장애가 발생한 환자에게 VR을 이용하여 시야를 회복하는데 도움이 되는 훈련 소프트웨어 '뉴냅비젼'도 임상시험 승인을 받았습니다.

현재 국내 치매 분야에서는 경도인지장애 환자에 대한 인지중재 치료 프로그램이 이미 개발되었으며 효과를 검증하는 중입니다. 그 외에도 여러 기업들이 개발을 하는 중인데, DTx 스타트업 '로완'은 경도인지장애 환자가 뇌 학습을 통해 다중영역 인지기능을 향상시킬 수 있는 훈련 프로그램 '슈퍼브레인'을 개발하였으며 현재 임상을 진행하고 있습니다. 또한, 경도인지장애 환자가 카카오톡 앱을 통해 대화를 하면서, 치매와 연관된 '인지 예비능(뇌 예비능, 뇌가 가지고 있는 복원력)'을 높일 수 있는 인지강화훈련 DTx 'Alzguard2.0' 도 있습니다.

지난 4월 23일 대구·경북 첨단의료복합단지는 VR을 이용한 의료 서비스 분야의 신제품 개발을 위해 '미래의료산업 원스톱 지원사업'을 위한 대상 과제를 공지하였습니다. 해당 과제 중 하나로 '알츠하이머성 치매 치료를 위한 차세대 디지털치료제 개발'이 포함되었는데, 기술 개발에 성공할 경우 치매와 경도인지장애 환자의 증가에 따라 급격히 늘어나고 있는 사회적 비용을 절감하는데 도움이 될 것으로 기대하고 있습니다.

CHAPTER. 4
치매와 산업, 그리고 정책

치매, 사물인터넷을 만나다

치매 환자는 증세에 따라 차이가 있을 수는 있으나, 가족이나 보호자가 상시 곁에 있으면서 돌봐야 하는 경우가 많습니다. 가족이기에 감내를 해야겠다고 생각하면서도, 많은 분들이 돌봄 부담을 견디지 못하고 결국 환자를 요양시설로 보내곤 합니다. 하지만 요양시설도 돌봄 인력이 부족한 경우가 많고, 이는 결국 돌봄 공백으로 이어지게 됩니다. 또한 돌봄 부담이 심각한 경우, 자칫 환자를 방치하거나 폭력을 가하기도 합니다.

이처럼 치매 환자를 케어하기 위해서는 많은 시간과 비용, 인력이 필요하지만 사람이 직접 모든 것을 하기에는 한계가 있을 수밖에 없습니다. 하지만 사물인터넷(Internet of Things, IoT)등의 기술을 활용한다면, 상대적으로 적은 비용과 노력을 통해 케어 인프라 구축을 할 수 있고, 인력 부족의 문제도 일부 해결이 가능하기 때문에, 궁극적으로 치매 환자의 삶의 질을 개선하는데 도움이 될 수 있습니다.

그렇다면 '사물인터넷'이란 무엇일까요? 사물인터넷이란 센서가 내장된 각종 기기나 사물을 무선통신을 통해 인터넷으로 서로 연결하는 기술을 말합니다. 각각의 기기에서 수집된 사용자의 데이터는 메인 서버로 모아져 분석되며, 사용자에게 전달되는데, 사용자는 이러한 시스템을 기반으로 각각의 기기를 작동시킬 수 있으며, 스마트폰 등을 통해 원격으로도 조종이 가능하게 됩니다. 현재 IoT 플랫폼을 적용한 스마트헬스케어(Smart Healthcare), 스마트홈(Smart Home), 스마트도시(Smart City)등이 등장하고 있으며, 이를 통해 사람들의 삶에 많은 변화가 일어나고 있습니다.

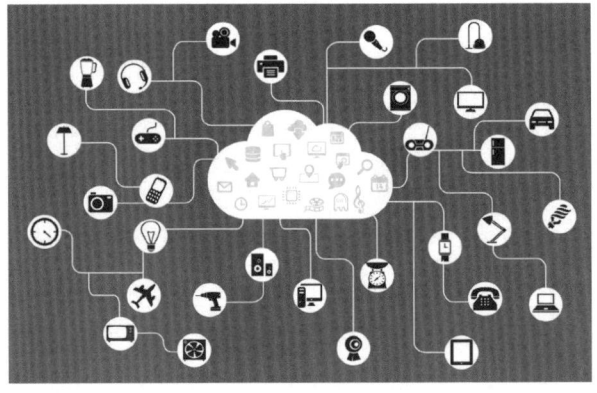

치매 환자는 기억력이 저하되어 식사나 약을 먹었는지에 대해 잊는 경우가 많고, 이는 건강 관리에 직접적으로 악영향을 끼치게 됩니

다. 하지만 만약 음식이나 약을 담는 용기에 IoT가 적용된다면, 음식물 섭취량이나 약 복용 여부를 실시간으로 파악할 수 있고, 보호자가 적절하게 대처하는데 도움이 될 것입니다.

또한 IoT 센서를 활용하여 실시간으로 환자의 움직임을 감지하고, 이를 통해 낙상이나 배회·실종과 같은 위기상황에 신속히 대응할 수 있게 됩니다. 그 외에도 치매 환자의 대소변을 실시간으로 감지하여 습진이나 욕창을 예방할 수 있는 '스마트 기저귀'도 있습니다. 이 기저귀의 경우 교체와 관련된 부분 외에도, 센서를 통해 환자의 상태를 분석하고, 이를 기반으로 관리에 활용할 수도 있습니다.

현재 통신사도 IoT를 통해 사회적 가치를 창출하고자 다양한 노력을 하고 있으며, 지자체와 함께 사회공헌사업의 하나로, 배회감지기를 무상 보급하거나, 치매환자 관리를 지원하고 있습니다.

IoT와 관련된 기술은 지금도 빠르게 발전하고 있으며, 앞으로 치매를 비롯한 다양한 분야에 점점 더 폭 넓게 적용될 것입니다. 이러한 시스템 인프라를 통해 치매 환자가 더 나은 돌봄을 받게 된다면, 환자뿐만 아니라 케어하는 가족이나 간병 인력들의 삶의 질도 나아질 것이며, 더 나아가 치매로 인한 직간접적인 사회적 비용도 절감될 것이라 생각합니다.

위치기반서비스로 치매 환자를 찾는다

치매가 심해질 수록 공간에 대한 인지 능력이나 기억력이 저하됩니다. 이로 인해 발생하는 대표적인 증상이 바로 길을 잃거나 배회하는 것입니다. 가족과 연락이 닿거나 누군가에게 발견되어 안전하게 귀가할 수 있다면 다행이겠지만, 실종되는 경우도 꽤 많다고 합니다.

경찰청의 조사자료에 의하면, 2018년에 실종 신고된 치매 노인의 수는 5만 7,544명이며, 이중 36명은 찾지 못했다고 합니다. 다른 자료에 따르면 1년에 치매 환자 중 1.5%가 실종되며, 최근 그 수는 1만 명을 넘어섰다고 합니다. 치매 환자가 실종되는 것을 예방하기 위해 과거에는 목걸이나 옷에 부착하는 형태로 인식표를 달곤 하였습니다. 하지만 최근에는 배회감지기, 지문사전등록, CCTV 영상정보분석 등 다양한 기술을 통해 실종을 예방하거나, 실종된 치매 환자를 찾고 있습니다.

현재 상용화된 배회감지기는 최첨단 위치기반서비스(Location Based Service, LBS)를 기반으로 운용되고 있습니다. LBS란 이동 중인 사용자의 위치 정보를 다양한 다른 정보와 실시간으로 결합하고 이를 통해 데이터를 만들어내는 부가적인 응용 서비스를 말하는데, 우리가 흔히 쓰고 있는 GPS(Global Positioning System)기술을 중심으로 하는 차량 네비게이션이 대표적인 사례입니다.

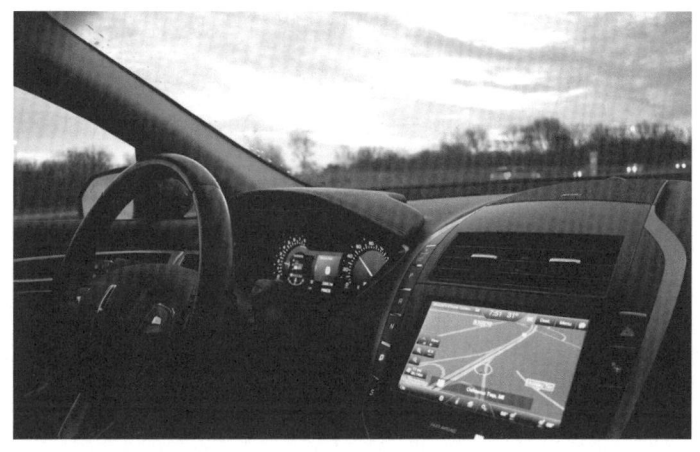

　현재 치매환자를 대상으로 하는 위치기반서비스는 정부, 지자체, 기업들의 사회사업분야 등 다양한 곳에서 진행되고 있습니다. 정부에서는 건강보험공단, 경찰청, 보건소, 치매안심센터를 통해 치매노인에게 GPS가 내장된 배회감지기 등을 배포하고 있으며, 이를 통해 보호자가 환자의 위치를 파악할 수 있도록 하고 있습니다.

　국내 통신사들도 해당 분야에 대한 서비스를 진행하고 있습니다. SK텔레콤은 사물인터넷(IoT) 전용망 로라(LoRa) 네트워크를 활용해 위치추적서비스를 제공하고 있는데, 치매 환자가 보유 중인 위치추적 단말기 '지퍼(Gper)'를 보호자의 스마트폰 전용 애플리케이션에 등록하면 실시간으로 위치 파악이 가능한 시스템입니다. 이 서비스의 또 다른 특징으로는 환자 본인이 위험에 처했을 경우, SOS 버튼을 눌러 보호자에게 도움을 요청할 수 있다는 점입니다.. KT도 유사한 서비스를 운영 중이며, KT에서 개발한 GPS 단말기는 치매로 집을 나가거나 실종된 노인에 대해, 위치나 이동 경로에 대한 데이터를 가족이나 보호자에게 실시간 알려주고, 이를 통해 실종사고 발생 시 신속한 대처가 가능하게 하였습니다.

조사에 따르면 배회감지기의 효과는 꽤 큰 것으로 나타나고 있습니다. 2018년 경찰청에서 발표한 자료에 따르면, 배회감지기를 사용하는 노인 가운데 30명이 실종신고 되었지만 전원 발견되었으며, 발견까지 소요된 시간은 평균 1.1시간으로, 전체 치매 노인 발견 소요 시간 평균인 11.8시간에 비해 눈에 띄게 단축되었다고 합니다. 이를 통해 경찰 측의 인력과 예산 절약이 되었으리라 생각됩니다.

하지만 지금까지 투입된 예산과 노력에 비해 치매 환자가 지속적으로 사용을 하는지에 대한 여부, 적용 후 사고 저감효과 등은 그다지 좋은 결과를 보여주지 않다는 지적도 있습니다. 이는 직접적으로 서비스를 이용하는 치매 환자 및 보호자에 대해 특성이나 사용 환경 등에 대한 충분한 분석이 이뤄지지 않고, 기술적인 부분만 앞세워 사업을 시작했기에 당연하다고 봅니다.

현재 시중에 보급되어 있는 배회감지기는 환자가 목걸이나 손목시계 형태로, 직접 착용을 해야 한다는 번거로움이 있기 때문에 착용률이 높지 않다는 문제점이 있습니다. 이는 치매 증상이 심할수록 더욱 그러하며, 만약 배회감지기를 집에 두고 혼자서 외출을 하게 되면, 실종 사실을 파악하기까지 더 시간이 걸릴 수 있기에 위험성이 더 높아진다고 할 수 있습니다.

또한 판단력이 저하된 치매환자가 위급 상황에서 긴급 호출을 할 수 있는 비상버튼 기능을 제대로 사용할 수 있을지 또한 의문입니다. 이처럼 단순히 기능적인 부분뿐만 아니라 실질적으로 환자와 보호자를 고려하여 시스템을 보완해야 한다고 생각됩니다.

다행인 점은, 기존 배회감지기의 한계를 개선하기 위한 노력이 이어지고 있다는 점입니다. 2018년 12월에는 치매노인 실종 예방을 위한 스마트슈즈 '꼬까신'이 정부혁신 우수사례 경진대회에서 대통령상을 수상하였습니다. 꼬까신은 한국 최초로 개발된 신발형 배회감지기이며, 앞서 목걸이나 손목시계 형태의 제품에 비해 착용 부분에서의 불편함을 개선했다는 장점이 있습니다. 또한 신발의 경우 외출을 할 때 필수적인 요소이기 때문에 착용률을 높일 수 있으며, 모바일 앱과 연동하여 미리 설정해 놓은 구역을 벗어날 경우 보호자의 스마트폰으로 자동 알람과 함께 위치 정보를 수신할 수 있습니다.

그 외에도 틀니에 '스마트 디지털 칩'을 부착하여 치매 노인의 실종을 방지하는 기술도 개발되었습니다. 틀니에 부착된 칩을 통해 환자의 인적 사항을 파악할 수 있으며, 신체에 직접적으로 부착하는 것이기 때문에 일반적인 착용형 제품에 비해 상대적으로 분실 우려가 적다는 장점이 있습니다.

또한, 위치 기반 서비스를 드론과 연동하여 활용한다면 보다 더 다양한 부분에서 활용이 가능합니다. 드론을 활용한다면 실종자를 수색할 때 효율적인 인력 활용이 가능하고, 인간이 접근하기 힘든 곳까지 상대적으로 수월하게 도달할 수 있기 때문에, 산악 지형이나 인적이 드문 시골 지역에서 신속하고 정확하게 찾을 수 있다는 장점이 있습니다.

이처럼 현재 위치 기반 서비스는 치매 분야에서 다양하게 쓰이고 있으며, 앞으로 더욱 발전할 것이라 기대합니다.

디지털 치매

'디지털 치매(Digital Dementia)'는 '휴대전화 등의 디지털 기기에 지나치게 의존한 나머지 기억력과 계산 능력이 크게 떨어지는 상태'를 의미하는 말로, 'IT 증후군'이라고도 부릅니다. 이는 디지털 기기를 많이 사용하는 사람들에게 '치매'와 유사한 증상이 나타나기에 붙여진 이름이라고 할 수 있습니다.

이 용어는 2007년 한국에서 최초로 만들어졌지만, 전세계적인 주목을 받게 된 것은 독일의 신경과학자이자 정신과의사인 '만프레드 슈피처(Manfred Spitzer)'가 2012년도에 동명의 책(Digitale Demenz)을 발간하면서부터입니다. 이 책은 2013년 번역서인 '디지털 치매'로 출간되었습니다.

이 책의 주장에 의하면 스마트폰 등 각종 전자기기들을 사용하게 되면서, 이전과 달리 사람들이 더 이상 전화번호를 외우지 못하게 되었고, 이러한 기억력 저하 현상이 바로 '디지털 치매'의 증상이라고 합니다. 하지만 이 용어와 의학적인 근거에 대해서는 현재까지도 논란이 지속되고 있으며, 아직 의학적인 관점에서는 정식 질환으로 분류되지는 않았습니다.

스마트폰을 사용하면서 사람들이 이전처럼 전화번호를 외우지 못하고 기억력이 저하되었다고 하지만, 저장하면 되기 때문에 굳이 외울 '필요'가 사실 상 없어진 것입니다. 또한 현대인들은 전화번호 외에도 SNS등 수 많은 정보를 접하고 살기 때문에 이를 모두 암기하는 것은 매우 비효율적이며 불가능에 가까운 일이라고 할 수 있습니다. 즉, 단순 기억에 대한 것은 스마트 기기에 저장하고, 대신 더 다양한 정보를 접하고 가공하며 활용하여 생산적인 활동을 하는데 뇌를 사용하고 있다고 봐야 할 것입니다.

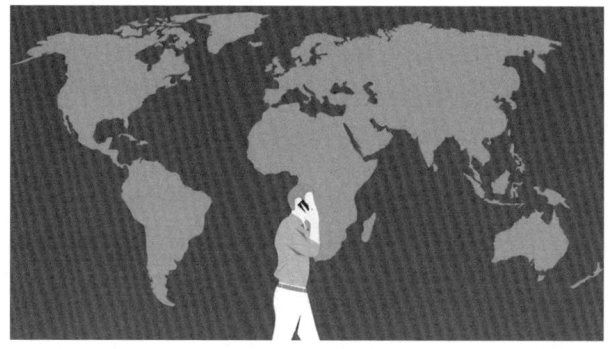

'무해한 것은 없다. 득과 실을 결정하는 것은 사용량이다.'
'Poison is in everything, and no thing is without poison.
The dosage makes it either a poison or a remedy.

파라셀수스(Paracelsus, 1493-1541)

하지만, 모든 것을 디지털 기기에 의존하고 사는 것은 좋지 않다는 주장도 있습니다. 이를 위해 일상 생활에서 디지털 기기에 대한 의존도를 낮추고, 운동이나 독서 등의 아날로그적인 삶을 사는 등, 디지털과 아날로그의 균형이 필요하다고 강조합니다. 이는 장거리나 빠른 이동을 위해 자동차를 이용할 수도 있지만, 운동이나 건강을 위해 일부러 달리기를 하는 것과도 비슷하다고 할 수 있습니다.

'디지털 치매'라는 용어는 정보통신기술(ICT) 발달로 인한 '정보비만' 시대의 어두운 이면을 표현하고 있지만, 디지털 기기의 도움을 통해 더욱 편리하고 효율적이며 창의적인 인지 활동을 할 수 있게 된 것도 사실입니다. 한 가지 재미있는 사실은, 실제 치매 환자에 대한 진단이나 돌봄, 인지 치료 등에 최첨단 디지털 기기가 쓰이고 있다는 사실입니다. 디지털 기기가 좋은 것인지 그렇지 않은지에 대한 것은 사용자가 쓰기 나름이라고 생각됩니다.

치매와 스마트도시

전세계적인 노령 인구 증가와 더불어 치매 환자의 수도 빠르게 늘고 있습니다. 이로 인해 각종 문제도 발생하고 있는데, 치매 환자의 실종 사고가 대표적인 사례입니다. 이로 인해 개개인은 물론 사회적으로도 비용이 발생하고 있습니다.

치매 환자와 관련된 사고 등을 방지하기 위해 여러 IT 업체에서 다양한 인프라와 시스템을 구축하고, 각종 기기를 출시하였지만, 그럼에도 아직까지 그 효과는 미비합니다. 이는 현재 쓰이는 기기들의 경우 치매환자가 착용하는 방식이 대부분인데, 이에 대한 불편함이나 번거로움이 가장 큰 문제이며, 환자 본인이 기기를 조작하기에는 어려움이 많기 때문입니다.

최근 몇 년 간 첨단 정보통신기술(ICT)과 빅데이터를 기반으로 하는 스마트도시(Smart City)가 하나 둘씩 등장하고 있습니다. 스마트도시란 다양한 유형의 전자 데이터 수집 센서를 사용하여 자산과 자원을 효율적으로 관리하는데 필요한 정보를 제공하는 도시를 뜻합니다. 이는 다양한 부분에서 장점이 있겠지만, 더욱이 치매 환자 돌봄에 큰 도움이 될 것이라 생각합니다. 치매 환자는 배회·실종 위험 외에도 가정 내 화재 등 각종 재난에 취약하고 범죄에 노출되기 쉬운데, 기술적인 부분을 활용한다면 보다 더 안전한 돌봄이 가능하기 때문입니다.

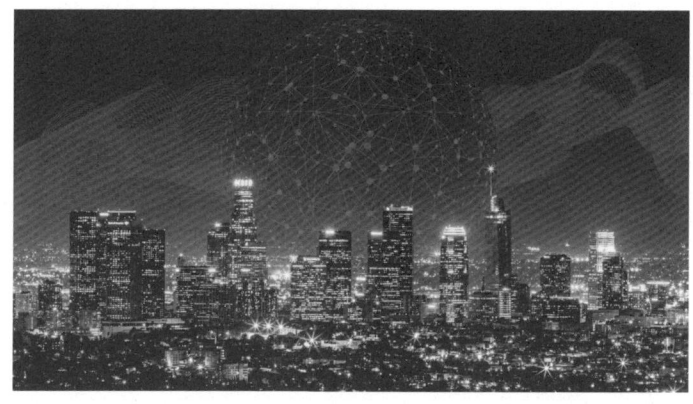

이미 한국은 스마트 도시에 한 발 앞서가고 있습니다. 2019년 스페인 나바라 대학이 세계 174개 도시를 대상으로 인적자원, 환경, 기술 등의 지표를 근거로 산출한 스마트도시 지표 순위를 보면, 1위가 런던(100점), 2위 뉴욕(94.6점), 3위 암스테르담(86.7점)이며 우리나라는 12위(78.1)를 기록했습니다.

현재 한국은 2020년 6월에 '스마트도시법(스마트도시 조성 및 산업 진흥 등에 관한 법률)'을 제정했고, 이를 근거로 '스마트 도시 종합계획'을 세웠으며, 세종시와 부산시를 국가시범도시로 지정하여 스마트도시 사업을 추진하고 있습니다. 또한 스마트도시는 도시재생 뉴딜사업의 일환으로 이뤄지고 있으며, 지자체들도 실종 방지, 치매 예방 등 다양한 형태로 치매관리 요소를 반영하며 인프라 확대와 발전을 위해 노력하고 있습니다.

앞으로 구현 될 스마트 도시는 지금보다 더 인프라가 강화될 것이며, 치매환자와 보호자에게 사물인터넷을 기반으로 한 스마트홈 네트워크를 이용하여 생활, 복지 등 종합적인 케어를 제공할 수 있으리라 예측하고 있습니다. 또한 치매 환자가 교통이용부터 일상 경제생활 영위까지 다양한 부분에서 도움을 받을 수도 있을 것입니다.

전 세계 80개국 174개 도시를 대상으로 한 2019년 IESE Cities in Motion(ICM) 조사에 따르면, 세계 스마트도시 중 스페인 도시의 순위는 다음과 같다

순위	도시	국가	점수
1	런던	영국	100.00
2	뉴욕	미국	94.63
3	암스테르담	네덜란드	86.70
⋮	⋮	⋮	⋮
12	서울	한국	78.13
⋮	⋮	⋮	⋮
24	마드리드	스페인	73.02
28	바르셀로나	스페인	72.25
⋮	⋮	⋮	⋮
61	발렌시아	스페인	61.52
76	세비야	스페인	58.57
80	말라가	스페인	57.59
88	팔마데마요르카	스페인	55.57
101	사라고사	스페인	52.53
102	아 코루냐	스페인	51.85
105	무르시아	스페인	51.19
107	빌바오	스페인	50.14
⋮	⋮	⋮	⋮

출처: IESE Cities in Motion Index(2019)

치매와 실버산업, IT를 만나다

현재 한국의 노령 인구 비율은 세계에서 유래를 찾아볼 수 없을 정도로 빠른 증가세를 보이고 있습니다. 이에 따라 자연스럽게 노인을 대상으로 하는 실버산업(Silver Business)도 시장 규모가 늘어나고 있습니다. 실버산업이란 65세 이상 노인의 정신적·육체적 기능과 사회활동을 향상·지속시키기 위해 민간기업이 시장원리에 따라 상품이나 서비스를 공급하는 산업을 말하며, 앞서 언급한 노인 인구의 증가 외에도 가족구조와 부양의식의 변화, 노인의 경제력 향상, 복지서비스 수요의 고급화와 다양화 등 다양한 이유로 생겨나게 되었습니다.

실버산업 중에서 대표적인 것은 치매와 관련된 것이라고 할 수 있습니다. 이는 대표적인 노인 질환이며, 노령인구의 증가와 비례하여 급격하게 환자 수가 늘고 있기 때문입니다. 더욱이 현재까지는 치매에 대한 근본적인 치료제가 없기 때문에 예방과 교육에 대한 관심이 다른 질환에 비해 훨씬 높은 편입니다.

치매 환자를 케어하는 것은 시간과 노력이 많이 소요됩니다. 하지만 현재로써는 인적자원에 한계가 있기에, 이를 보완하기 위하여 IT 기술을 도입하고자 하는 노력이 이어지고 있습니다. 대표적인 사례로는 인공지능(Artificial Intelligence, AI), 로봇, 사물인터넷(Internet of Things, IoT) 등의 기술을 이용해서 질병을 관리하고 돌봄 부담을 줄이는 것입니다.

IT를 기반으로 한 실버산업의 시장 규모는 빠르게 커지고 있습니다. 한국보다 초고령사회에 먼저 진입한 일본의 경우, 돌봄 로봇 시장의 규모가 지난 2012년도에 10조원이었으며, 2035년에는 10배인 100조원에 이를 것으로 예상하고 있습니다. 이외에도 치매 전문용품 판매 및 치매가족과 의료기관·요양시설 종사자를 위한 교육사업까지 사업분야는 계속 확대되고 있습니다.

일본 돌봄 로봇 시장 규모 추이

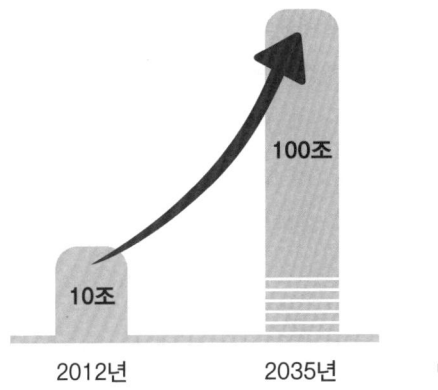

또한 AI 기술을 활용한 치매 진단, IoT 시스템을 기반으로 하는 치매 환자의 일상생활 지원, 치매 예방이나 건강 관리를 위한 AI 로봇 등 최신 기술을 활용한 치매 관련 시장에 대한 성장 가능성도 매우 높습니다. 이미 여러 지자체에서 이와 관련된 로봇, 인형, 인공지능 스피커 보급을 지원하고 있으며, 여러 업체들도 시장 경쟁력을 높이고자 노력하고 있습니다.

이동통신회사에서도 AI를 활용한 치매 돌봄 서비스를 제공하고 있으며, 통신인프라와 IoT 기술이 적용된 배회감지기를 보급하여 치매환자의 안전을 지키는 등 다양하게 IT기술과 돌봄을 접목시키며 시장을 넓혀가고 있습니다.

치매 환자의 재활을 돕는 것도 실버산업의 부분입니다. 지금까지는 돌봄 서비스 등에 대해 모든 부분을 사람이 해결하였지만 인력이 부족하여 어려움이 많았습니다. 하지만 최근 AI기반 치매환자 재활 솔루션을 제공하는 업체가 노인 돌봄 전문기업과 협업을 하거나, 기존에 개발되어있는 기술을 돌봄 서비스와 결합하여 새로운 시장을 개척하는 등, 다각화 하려는 시도가 생기고 있습니다.

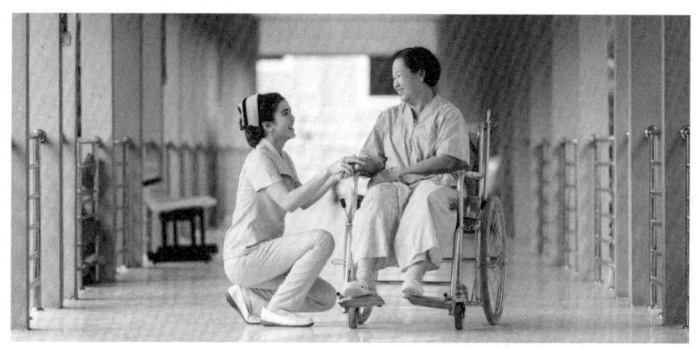

또한 노인요양시설이나 돌봄 종사자들을 치매 환자 가족과 연결시켜주는 구인구직 인프라도 빠르게 성장하고 있습니다. 특히 스마트폰 앱을 기반으로 하는 플랫폼 시장이 그러한데, 이 시장을 통해 실버산업에 합류하고자 하는 스타트업 기업이 많다고 합니다.

기업의 참여와 함께 국가적인 지원도 꾸준하게 증가하고 있기 때문에, 치매에 대한 실버산업의 전망은 매우 긍정적이라고 생각됩니다. 앞으로 좀 더 체계적인 정책기획, 환자와 보호자의 입장의 서비스 개발 등이 이뤄진다면, 더욱 더 훌륭한 인프라 구축이 가능할 것입니다.

의료 빅데이터 활용 규제개선과 데이터 3법

4차 산업혁명의 핵심 키워드는 데이터입니다. 과거에는 단순히 다양하고 많은 정보를 보유하고 있는 것이 중요하게 생각되었지만, 지금은 정보의 바다, 또는 홍수라고 할 만큼, 너무 많은 정보가 우리 주위에 산재하고 있습니다. 이러한 '빅데이터'에서 가치를 추출하고 결과를 분석·가공하여 새로운 가치를 만들어 내는 기술이 주목 받고 있는데, 그 중에서도 의료 빅데이터 프로세싱 기술이 그러합니다.

새로운 의학 기술이나 약이 개발되었다고 하더라도, 이를 임상에 적용하고 안정성이 검증되기까지는 수 많은 시간과 비용이 소요되며, 이를 통해 충분한 데이터 축적이 필요합니다. 기존에는 수기 등으로 작성된 아날로그 기록, 또는 각각의 의료기관에서의 데이터가 이러한 역할을 하였지만, 이것만으로는 분명 한계가 존재하였습니다. 그렇지만 4차 산업혁명을 통해 시공간을 초월하는 방대한 의료 빅데이터의 축적이 가능하게 되면서, 이를 기반으로 다양한 연구가 진행되고 있습니다.

이는 다른 질병과 비교하여 더욱 더 임상 데이터가 중요한 치매 분야에서 더욱 빛을 발하고 있습니다. 현재 진행되고 있는 치매 예방과 조기진단을 위한 연구가 더욱 활발해질 것으로 기대하며, 또한 치매 치료제 개발 또한 시간과 비용을 획기적으로 줄일 수 있으리라 생각되고 있습니다.

치매는 다른 질병과 비교했을 때 치료나 돌봄에 대해 상대적으로 큰 사회적 비용이 발생합니다. 그렇기 때문에 치매를 예방하고 조기에 발견하여 치료할 수 있다면, 이러한 사회적 비용을 줄일 수 있습니다. 통계적으로 보자면, 사회적 비용은 2030년에는 16조원, 2050년에는 25조원에 이를 것으로 추산하고 있는데, 치매를 1% 예방하면 2050년까지 6조원의 사회적 비용 절약이 가능해집니다.

지난 2020년 7월 24일, 보건복지부는 보건의료 '데이터 중심병원' 20곳을 선정했습니다. 데이터 중심병원은 대형병원에 이미 쌓인 의료 빅데이터를 활용하여 AI등 신기술을 개발할 수 있도록 정부가 지정하여 지원하는 병원을 뜻하는데, 치매 데이터 활용 측면에서 데이터 중심병원의 의료 빅데이터를 활용하여 신뢰도 높은 치매 조기진단 기술을 개발할 수 있을 것으로 기대하고 있습니다.

이번 법개정은 앞으로 9년간 2,000억 원이 투입되어 진행될 '치매극복연구개발사업'에도 긍정적인 영향을 미칠 것으로 기대합니다. 이 사업을 설계할 당시에는 1조원이 넘는 사업비가 배정되었으나, 개인정보보호법에 막혀 예정되었던 연구가 빠져 사업 규모가 대폭

축소되었습니다. 하지만, 의료 빅데이터 활용의 길이 넓어짐에 따라 보류됐던 치매 관련 연구도 다시 활발해질 것으로 예상됩니다.

맺음말

맺음말 **인간을 위한 기술**

인간을 위한 기술: 기술적 접근 방법을 바꿔라

1. 생존과 극복, 그리고 기술

아주 먼 옛날 고대이전에 인간은 우연히 불을 발견하면서 음식을 익혀 먹고 밤의 어두움을 쫓아내며, 추위를 견디고 다른 동물의 위협을 물리치면서 생태계의 나약한 하등의 위치에서 그 최상위의 위치로 올라가는 계기를 마련하게 됩니다.

이것이 수 세기의 인류의 역사와 문명의 토대가 되었고, 현재는 지구 밖으로 로켓을 쏘아 올리고, 전세계 모두와 시공간을 초월하여 서로 소통할 수 있게 한 원동력이라고 할 수 있습니다.

단순히 도구를 만들기 위한 기술뿐만 아니라, 여기에서 파생되는 다양한 기술의 발전은 인간의 외상과 질병으로 인한 고통의 역사도 바꾸어 놓았습니다. 다양한 의학 및 관련공학의 발전을 통해 인류는 무병장수의 꿈을 이룰 수 있는 경지에 도달 했다고 해도 과언이 아닙니다.

눈부신 기술 발전을 통해 자연을 정복했다고 생각하지만, 그럼에도 미지의 세계는 끊임없이 발견되고 있습니다. 인간의 삶을 위협하는 질병이 바로 그것인데, 흔히 중증질환으로 잘 알려진 암 외에도 오랫동안 인간을 괴롭히고 있는 질병이 있는데, 바로 치매입니다.

2. 누구를 위한 기술인가?

치매에 대한 근본적인 연구는 끊임 없이 진행되고 있으며, 밝혀진 다양한 원인 외에 또 다른 새로운 원인을 찾거나 치료 방법을 개발하는 중입니다. 이에 대한 부분도 물론 중요하지만, 그만큼 중요한 것이 바로 치매 환자에 대한 보호라고 할 수 있습니다.

해당 범주에는 집중적으로 요양 치료를 받아야 하는 중증 이상의 환자도 있지만, 우리와 함께 생활하는 초기·경도 치매 환자도 많은 부분이 있다는 사실을 염두 해야 합니다.

치매의 치료·요양기간은 평균 11년 이상이며, 환자를 보호하는 보호자는 최소 2~3명입니다. 2018년 기준 65세 이상 노인 중 치매 유병율은 10%로 약 70만 5472명으로 추산되며, 여기에 보호자까지 함께 계산한다면 약 300만 명의 국민이 치매로 고통 받고 있다고 할 수 있습니다. 더욱이 요양시설에서 관리되는 환자의 경우는 특정공간에서의 관리와 요양, 치료가 가능하지만, 초기·경도 치매 환자는 대부분 집에서 보호되는 경우가 많습니다. 이에 따른 사회적 경제적 비용은 굳이 언급하지 않아도 엄청날 것이라 추측할 수 있습니다.

65세 이상			
2019년 노인인구	치매상병자	총 진료비	노인장기요양 급여비용
7,718,616명	761,364명	2,561,330백만원	3,864,865백만원

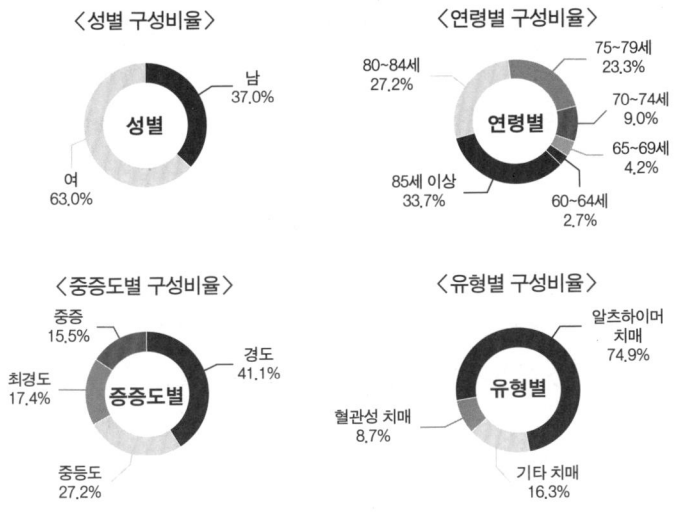

연간 관리비용은 약 2,074만원으로 추정되었으며, 국가치매관리비용은 약 14조 6천억 원으로 GDP의 약 0.8%를 차지하는 것으로 추정되었습니다. 또한 65세 이상 치매환자 전체 연간 진료비는 약 2조 3천억이며, 치매환자 1인당 연간 진료비는 약 344만원 수준으로 나타났습니다.

그렇다면 재가·거소 형태의 치매환자를 돌봄에 있어서 가장 큰 어려움을 무엇일까요? 여러 가지가 있겠지만 그 중 '돌발적 거소 이탈'이 큰 문제 중 하나입니다. 매해 치매환자(노인)의 실종 수는 증가하고 있는 상황인데, 2002년 기준, 최근 3년 간 발생한 광주·전남 치매 노인 실종신고 수는 총 1,866건으로 광주▲2016 년 292건 ▲2017년 304건 ▲2018년 367건, 전남 ▲2016년 263건 ▲2017년 304건 ▲2018년 338건으로 꾸준히 증가하고 있습니다. 실종 확인부터 신고를 접수하고 이를 찾기 위한 수색 및 인력의 출동과 발견까지의 골든 타임이 매우 중요한데 이 시간을 단축시키기 위한 여러 가지 방법이 제안되었습니다.

그 방법을 '대한민국 정책 브리핑'에서 찾아보면,

첫째, 실종 위험이 있는 만 60세 이상 치매어르신의 옷에 신원을 확인할 수 있는 인식표를 보급한다. 인식표에는 어르신 별로 고유번

호가 부여되어 있으며, 인식표는 치매 어르신의 옷에 다리미로 다려 부착하면 된다.

둘째, 2가지 형태의 배회감지기를 통해 치매어르신의 위치를 파악할 수 있다. 한 가지는 배회감지기(GPS형)와 이동통신을 통해 어르신의 위치를 가족들에게 전송함으로써 현재 위치 및 이동경로를 확인할 수 있는 시스템으로, 배회감지기를 대여하면 된다. 다른 하나는 매트형 배회감지기로 치매 어르신이 집밖으로 나가는지 여부를 확인하는 제품으로, 어르신의 침대 밑이나 현관에 깔아 놓은 매트를 밟으면 등이나 알람이 울려 확인이 가능하다.

셋째, 실종에 대비해 경찰청에 치매 어르신의 지문과 사진, 기타 정보를 미리 등록해 두었다가 실종되셨을 때 등록된 자료를 활용해 신속하게 발견할 수 있다.

라고 위와 같이 소개하고 있습니다.

하지만 이 방법들을 가만히 살펴보면 무언가 불편한 느낌이 듭니다. '인식표'라 함은 내가 누구인지 남에게 알려주는 표시입니다. 즉, 환자가 인식표를 가지고 다닌다는 것은, 본인의 보유 질환 정보를 불특정 다수에게 알려야 한다는 것입니다. 이는 찾는 입장에서는 아주

식별이 쉬운 방법이지만, 환자의 입장에선 남에게 알리고 싶지 않은 매우 민감한 개인정보일 수 있습니다.

또한 인식표는 쉽게 말해 '낙인'을 찍는 것이라고 할 수 있습니다. 치매 외에도 사람들에게 편견이나 혐오감을 줄 수 있는 질병은 무척 많습니다. 이를 밝히고 싶지 않은 것은 인간의 본능이라고도 할 수 있는데, 이를 강제적으로 사람들에게 알리도록 하는 것입니다. 왜 그리도 환자에 대한 배려가 없이 비인간적인 방법을 취하려고 하는지 모르겠습니다.

게다가 이는 인권적인 문제 외에도 유용성적인 부분도 문제가 있습니다. 사람이 많은 도심에서는 눈에 띄기라도 쉽겠지만, 지방의 소도시나 시골 등의 외진 곳에서 사고가 발생할 경우, 사람들의 눈에 뜨일 확률이 극히 낮아지는 이유로 활용도가 크게 떨어집니다.

'지문등록' 또한 마찬가지입니다. 2019년 말, 광주전남 경찰과 지자체는 치매노인 사전지문 등록을 진행했는데 대상자 5만8천 여명 중, 16.6%인 9천6백 여명만 접수되었습니다. 이렇게 사전 등록률이 저조한 원인은 보호자들이 지문사전등록제도를 '아동대상제도'로만 인식하거나, 치매·정신질환 병력이 알려지는 것을 꺼리기 때문입니다. 결국 개인정보나 사적인 내용과 같이 타인에게 노출되면 곤란해지는 부분이 알려지는 것에 대한 극도의 거부감이 보급의 크나큰 장벽이라고 할 수 있습니다.

 기술적 요소를 결합한 배회감지기도 문제가 있습니다. '정책 브리핑'상의 매트형 배회감지기는 감지구역이 매우 협소하기 때문에 논외로 하였을 때, 'GPS'를 사용한 배회감지기를 생각해 보겠습니다. GPS는 위성간 통신으로 현재의 위치를 알려주는 기술인데, 여기에 RTLS/LBS (Real Time Location System/Location Based System) 및 이동통신기술 기술이 결합되어, 현 위치에 대한 정보를 디지털화된 지도상에 표시하게 됩니다.

 단순히 기술적인 측면으로만 생각한다면, 해당 장치를 치매 환자에게 부착하였을 때, 실시간으로 위치를 추적하고, 사고가 발생하였을 때 빠르게 경로를 추적할 수 있을 것이라고 기대할 수 있습니다. 또한 이 장치에 긴급호출기능까지 탑재한다면, 유사시 구조 요청까지 수신할 수 있기에 확실한 해결 방법이 될 수 있을 것이라 생각할 수 있습니다. 이러한 생각으로 지자체나 국가보조, 또는 대기업의 기부 형태로 개발되어 왔으며, 이를 보급하기 위한 사업을 지속적으로 진행하였습니다.

그러나 결과는 예상과 달랐습니다. 2013년부터 국민건강보험공단은 고가의 장비를 본인부담금 2,970~5,200원을 주고 대여할 수 있는 배회감지기 대여사업을 추진하고 있지만, 신청 대상을 장기요양 가입자 중 등급이 나온 환자에 한정하고 있기에 대여율이 낮습니다. 실제로 2018년 1월부터 9월까지 광주 전남 지역에서의 대여건수는 272대에 불과합니다.

기술적으로 GPS의 위치정보는 실내보다 실외에서 정확도가 향상됩니다. 이는 위성의 신호를 못 잡는 경우(실내)는 전혀 무용지물이기 때문입니다. 즉, 위성신호가 잡히지 않는 곳, 특히 실내에서는 아무 쓸모가 없다는 뜻입니다. 또한 배터리의 수명도 문제입니다. 더욱이 이동통신망을 사용하는 경우 사용료를 부가하게 되는데, 이는 건강보험의 지원을 받더라도 환자나 보호자에게 부담이 될 수밖에 없습니다.

출시된 제품 중에는 위치이탈을 환자가 스스로 인지하여 긴급호출을 하도록 하는 제품도 있었습니다. 이는 인지능력이 저하된 환자가 배회하고 있는 문제 상황을 스스로 인지하고 해결 방법을 찾으라는 것이나 다름없습니다. 이러한 부분은 환자를 고려하지 않고 기술적인 부분만 앞세운 결과이며, 환자의 상황과 특징을 충분히 검토하여 기술과 적용내용을 고려한 것이 아니라, 해결수단으로의 기술적인 구현을 앞세워서 오히려 그 편의성을 떨어뜨린 결과라 하겠습니다. 후기의 제품들은 이런 문제를 어느 정도 해결하려 하고 (안심존 설정, 저전력망 사용, 자동통보기능 등) 일부 개선된 부분이 있으나, 그럼에도 여전히 보급률은 저조합니다.

최근에는 신발형 감지기가 지자체 지원으로 개발되었는데, 이는 기존 단말기와 달리 생활 필수품으로 생각되는 신발의 안쪽에 GPS 및 전원과 통신장치를 내장한 것입니다. 여러 가지 기술적 요소를 결합하여 기존의 문제를 해결했다고 했지만, 처음 개발 당시 구성과 현재 출시된 제품은 다소 다른 점이 많습니다.

구체적으로는 처음 설계 당시에는 LED와 표시부를 장치하고 전원은 자체적으로 공급하는 것이었으나, 출시 제품에서는 외관표시가 없어지고 충전도 마그네틱 접촉식 내장형으로 바뀌었습니다. 이것은 문제를 해결하는 방법에 대해 기술적인 부분으로만 접근한 결과, 실제 제품으로 구현하기 어려운 형태이거나, 이론적으로만 가능한 부분이 나타났기 때문입니다.

더욱이 치매 환자의 배회가 감지될 경우 지자체의 CCTV 영상관제실과 협력을 통해 추가적으로 동선을 확보하고 이를 추적하여 배회문제를 해결한다고 하니, 제품 자체적으로 문제를 해결할 수 있는

능력이 얼마나 될 지 의문입니다. 또한 돌발적으로 치매 환자가 배회를 하게 될 시, 해당 신발을 반드시 신는다는 보장이 없고, CCTV 등의 영상관제 인프라가 충분히 구축되지 않은 지역의 경우 그 활용도는 어떠할지 과연 의문입니다.

근래에는 독거 노인을 위한 AI 스피커 보급사업에 은근슬쩍 치매 문제를 끼워 넣어 '독거=치매'라는 잘못된 개념을 만들고 이것이 치매치료에 도움이 되는 양 홍보하는 경우도 있습니다.

3. 지피지기(知彼知己) - '언제나 그랬듯 우리는 방법을 찾을 것이다'

그렇다면 치매 환자가 일으키는 문제는 어떻게 접근하고 대처해야 할까요? 제일 먼저 해야 할 것은 대상, 즉 치매 환자의 특성을 파악하는 일입니다. 직접 기술이나 제품을 사용하는 사용자, 즉 치매 환자와 가족, 보호자, 관련 의료 기관 종사자 들의 의견을 듣고, 이에 맞춰 설계를 하는 것이 필요합니다.

예를 들어, 치매는 질환 특성 상 점진적으로 기억력이 저하되며, 최근 기억에 비해 오래되고 친숙한 기억이 상대적으로 더 오래 남게 됩니다. 이러한 특징을 고려할 때 보다 더 사용자에게 편의를 줄 수 있는 기술이나 제품을 개발할 수 있을 것입니다. 그 외에도 질환 자체에 대한 접근이나, 이로 인한 외과, 내과적인 요인도 함께 생각할 수 있습니다.

  무엇보다 더 중요한 것은 치매 환자들과 밀접한 분야에 있는 사람들의 다양한 의견을 듣는 것입니다. 다만 일일이 대면조사를 하거나 설문지를 돌리는 등의 고전적인 방식은 시대에 뒤떨어지고 코로나 19 등의 상황으로 인해 불가능합니다. 다양한 매체를 통하여 이들의 의견과 생각, 경험을 모으고 각 분야의 정보를 공유하면서 현장에 필요한 수요(Needs)를 파악해야 그나마 성공적인 환자 친화적 기술적 내용이 도출될 가능성이 생길 것입니다.

  돌발 행동을 할 수 있다는 이유로, 치매 환자에게 위치추적 목걸이나 팔찌, 인식표를 채우는 등의 방식은 비인간적인 처사이며, 오히려 환자가 강한 거부감을 보이게 될 것입니다.

  인간은 편안한 삶을 누리기 위해 여러 기술을 개발하고, 제품과 서비스를 만들어왔습니다. 인간의 범주에는 치매 환자도 포함됩니다. 그들은 우리와 다른 존재가 아니며, 어제의 우리 이웃, 친구, 가족이었으며 우리의 부모님이었습니다. 그리고 지금은 아니더라도 언젠가 당신의 일이 될 수도 있습니다.

  치매는 마치 공기처럼, 잘 인식하지 못하지만 우리 생활의 일부분처럼 되어가고 있습니다. 잊지 말아야 할 점은, 치매 환자가 기술을 적용할 대상이나 물체가 아니라 사람이라는 것입니다. 아직 인류에게는 치매에 대해 해결해야 할 문제가 많습니다. 하지만 "언제나 그랬듯 우리는 방법을 찾을 것입니다."

치매 환자와 보호자들의 처지와 생각을 공감하고, 이를 충분히 반영한 기술적 접근이야말로, 인간을 위한 기술 발전의 시작이라고 생각합니다.

미래를 열어온 사람들 (다시읽기)

정보고속도로를 이용한 의료혁명

서정욱 〈세계와 나, 1994년 11월호〉

멀티미디어와 정보통신기술을 응용하면 의료 서비스를 고도화하고, 특히 고령화 사회를 인간화할 수 있다. 문명이 발달할수록 의료 분야에는 여러 가지 문제가 야기되게 마련이다. 예를 들면 특수 분야의 전문의사 부족, 과소지(過疏地)의 의료 서비스 체계. 의사 간·병원 간의 정보교환 등과 같은 문제가 그것이다. 관계 전문가들은 이러한 문제를 고도 정보통신을 이용해 해결하기 위한 방안을 적극적으로 연구하고 있다. 그러나 의사가 직접 환자를 접촉하지 않고도 치료하거나 처방전을 교부할 수 있는, 즉 정보통신망을 이용한 원격진단 등을 보장해 주는 법률이 있어야 의료행위가 성립되는 것이다.

그러나 현실적인 치료는 불가능하더라도, 적어도 의사 간의 기술 상담 가능성을 모색하기 위해 여러 가지 시도가 이루어지고 있다. 이러한 노력이 결실을 맺으면 정보화 사회는, 의료부문이 주도하는 복지 사회가 될 것이다. 정보통신의 이용방도, 특히 의료 서비스 분야의 발전은 복지 문명국가가 되는 첩경이다. 이러한 의미에서 각종 법률의 정비는 시급한 과제로 볼 수 있다. 아울러 첨단 의료기구를 구사하는 의사가 정보통신과 조합한 이용방도를 개척하는 데 정열을 쏟는다면, 그리고 초고속 정보통신망 구상이 실현된다면 우리나라 의료 서비스는 비약적인 발전을 이루게 될 것이다.

선진국의 정보고속도로 사업의 주요 목적 가운데 하나는 의료자원의 최대 활용을 통해 복지사회를 구현하는 데 있다. 우리는 물론 대부분의 선진국들도 의료자원의 운영이 비능률적이라는 점을 통감하고는 있으나 대책 마련에는 묘안이 없었다. 다행히도 의료 전자공학의 발달로 X-레이, 컴퓨터 단층촬영(Computed Tomography, CT), 자기공명영상법(Magnetic Resonance Imaging: MRI) 등 대부분의 의료용 이미지 파일은 화학적 처리, 즉 암실작업을 해야 했던 구식 방법을 버리고 멀티미디어로써 컴퓨터 파일화되고 있다.

의료 서비스 면에서 우리의 실정은 열악하기 그지없다. 1993년 국내 3차 의료기관의 평균 대기시간을 조사해보니 환자들이 의사의 진찰을 받기 위해 대기하는 시간이 한 시간이 넘고, 약을 타기 위해서는 한 시간을 더 기다려야 했다. 이와 같은 의표수급 불균형을 정보통신기술을 응용하면 의료 대기시간을 10분의 1로, 투약 대기시간을 60분의 1로 단축할 수 있다는 결론을 얻었다. 특히 X-레이, CT, MRI등 의료 이미지 파일이 컴퓨터에 수록되어 병원 내 LAN을 통해 의사들이 고해상도 모니터로 즉시 검색할 수 있게 되었고, 여러 의료기관에서 수복한 의료 이미지 파일을 데이터베이스화해 공유하게 되면 의료 서비스의 질을 향상시킬 수 있다, 특히 정보고속도로 사업의 일환으로 가정에서 화면을 통한 문진은 물, 원격 진료까지를 목표로 하고 있는 것이다.

유럽의 경우 이 밖에도 정보통신기술을 응급 시스템에 접목한 지 이미 오래다. 전문 의사들은 1주일에 이틀씩 비상 대기조에 편성되어 위수지역을 이탈할 수 없도록 서비스를 의무화하고 있다. 가정에서 119 구급대에 전화를 하거나, 비디오텍스 단말로 119에 접속을 하면 지역 구급대는 환자의 증세 별로 전문 의사들이 지니고 있는 페이저에 휴대해야 할 약품 목록과 환자의 주소·성명·연락 전화번호를 표기한다. 의사는 목적지까지 3분 이내에 도착해야 하며 - 교통사고 등 비상시에는 현지에서 수술도 가능하다 - 조치 후 구급대에 결과를 통보해야 한다. 만일 이러한 응급 의료행위를 몇 차례 위반할 경우 의사 직을 박탈당하게 된다.

이러한 의료복지에 널리 쓰이고 있는 것이 바로 스마트 카드다. 의사 카드와 환자 카드에 의해 상호 인증되는 IC카드 내에는 혈액형은 물론 개인의 약물 부작용, 알레르기 등의 특수체질 등과 병력, 최근에 촬영된 X레이, CT, MRI 등의 이미지 파일 보관 서버의 자동 파악을 위한 기록 등이 담겨 있다. 정보 통신망과 전자지갑이 유기적으로 결합됨으로써 최대의 효과를 보이고 있는 좋은 사례라고 할 수 있다. 현재 이 의료복지 전자지갑은 독일 전 국민의 인구와 비슷한 8,000만 매가 발급되었으며, 프랑스·스웨덴 등 유럽의 모든 국가로 확산되고 있다. 의료용 전자공학은 의료 및 의학연구에 전자공학을 응용하는 연구 분야로서 의료용 공학의 한 부문이다. 의료용 전자공학은 진단, 치료 및 생체 시스템 연구를 목적으로 제어이론·통신이론, 시스템 공학을 포함하는 정보과학을 활용하며, 의료정보, 생체정보 처리 등을 컴퓨터화하는 기술도 포함한다. CT는 X-선속(線束)을 피검체의 횡단면과 평행하게 여러 각도에서 조사(照射)하고, 투과하면서 감쇠(減衰)되는 양을 측정해 컴퓨터로 각 횡단면의 단위 체적당 X선 감쇠량 변화를 화상의 농담(濃淡)으로 표시하는 것이다.

일반적으로 X-선 감쇠가 클수록 희게 나타나고, 작을수록 검게 나타나는 현상을 이용한 것이 X-선 CT 스캔이다. CT는 1972년 영국에서 개발되었으며, 조영제와 조합한 조영 CT도 개발되었다. 그 종류로는 요로(尿路) 혈관 조영용 조영제를 이용한 CT, 경구 소화관 조영제를 이용한 CT, 혈관 조영 CT 등이 있다. X선 외에 양전자(positron)나 핵자기 공명법(Nuclear Magnetic Resonance, NMR)을 이용한 단층촬영장치도 있다. 최근에는 조사관(照射管)을 한 방향으로 연속 회전해서 촬영하는 헬리칼 스캔 CT가 개발되었는데, 이 CT를 이용하면 인체가 움직여도 촬영이 가능하며 폐암의 진단 등에도 적합하다.

MRI는 NMR을 이용한 영상 진단법이며, 1973년 러터블에 의해 개발되었다. 이 방법은 생체에 해를 주지 않는 이점이 있고, 임의의 단층상을 얻을 수 있어 소프트한 조직도 묘출할 수 있는 이점 때문에 급속히 보급되고 있다, MRI는 X레이와 같은 우수한 CT 화상을 얻을 수 있고, MRI 혈관 촬영법 등의 새로운 방법도 개발되어 혈류량 등의 측정에도 쓰인다.

양전자 방사 단층촬영(Positron Emission Tomography, PET)은 방사성 동위원소를 트레이서(tracer)로서 투여하고 체외에서 그 분포를 계측하는 방법으로서 신티그래피(scintigraphy)를 이용하며, 이것을 컴퓨터로 화상 처리해 둥글게 자른 단층상을 얻는 방법이다. 이 방법에는 감마선 방사를 이용하는 단광자 CT (single photon emission CT, SPECT)와 양전자를 방사해서 붕괴하는 핵종(核種) 이용한 양전자 CT (PET)가 있다. PET는 국소 뇌혈류량, 산소 소비량, 포도당 이용률 등을 측정할 수 있고, SPECT는 뇌혈류를 나타내는 단층 화상을 제공한다.

PET에 사용하는 양전자 방사핵종의 수명은 아주 짧다. 따라서 의료 시설 내에서 필요로 하는 핵종을 만드는 소형 사이클로트론(cyclotron)과 화합물 자동합성장치가 필요하다. 사이클로트론이 없는 시설에서는 제네레이터를 이용해 만드는 갈륨, 루비듐이 핵종으로 이용된다.

PET는 1994년 6월 15일 서울대병원에 국내 최초로 설치됐다. 기존의 MRI나 CT가 눈으로 볼 수 있는 병만 진단할 수 있는 데 비해, PET는 대사기능의 이상까지 파악 할 수 있고, X-선이나 방사성 동위원소를 이용하지 않아 인체에 무해하다.

현대 의학의 최대 난제 가운데 하나는 현미경으로 봐서는 이상이 없으나, 대사기능의 이상으로 생긴 질병을 진단하는 것이다. PET는 이러한 경우에 중요한 역할을 합 수 있다. PET의 원리는 양전자를 생성하는 물질을 체내 혈관에 투입한 후 이 물질이 대사되는 과정에서 나타나는 생화학적 변화를 외부에서 감지해 컴퓨터로 영상화하는 것이다.

PET의 원리를 사람의 마음을 읽는 기계에 응용하려는 실험이 미국에서 활발하게 진행 중이다. 가령 체스(chess) 선수의 대뇌를 PET로 살펴보면 다음에 어떤 수를 둘지 예측이 가능하다는 것이다, 이는 대뇌피질의 각 부위가 담당하는 역할이 모두 다르기 때문이다. 특정 부위로 혈액이 몰리는 것을 이 장치로 살펴보면 그 사람의 마음도 읽을 수 있다는 것이다. 이를테면 기쁜 감정을 처리하는 대뇌 부위에 혈액이 몰리면 행복한 상태임을 알 수 있다는 것이다.

PET는 특히 뇌혈관 질환·치매·간질·정신분열증 환자와 같이 CT나 MRI로 감지하기 힘든 신경계 기능장애의 진단에 중요한 역할을 할 것이다. 협심증이나 심근경색 같은 심장질환, 암이 전신에 전이되었는지의 여부 파악에도 도움이 된다. 현재 PET는 전세계적으로 224대가 보급되어 있는데, 인구 150만 명당 1대의 의료수요로 추정되고 있으며, 도입 가격은 60억 원으로 최고가 의료장비다. PET 검사 비용은 MRI의 2배 정도이며, 1회 검사에 90만 원 정도이고, 검사 시간은 1시간 남짓 걸린다.

의료용 화상보관·전송 시스템(picture archiving and communication system for medical application)은 폭증하고 있는 의료용 화상 자료를 보관·정리해 아날로그, 디지털 변환을 한 다음, 광디스크 등에 기억시켜 필요할 때 필요한 자료를 검색할 수 있도록 체계화시킨 것이다. 이것을 지역 의료 네트워크와 조합해 병원뿐만 아니라 외부 의료기관·연구기관과 네트워크화한다면 좀더 효율적인 의료를 할 수 있을 것이다.

참고문헌

정보통신기술과 치매. 서정욱. (1996) 미래를 열어온 사람들 (통신과 함께 걸어온 길). 서울: 한국경제신문사.

최종우, 장성준, 방준학, 이해룡, 김진서. 후각 바이오 정보 기반 치매 가상증강콘텐츠 기술 동향(Digital Olfactory Based Dementia Screening and Cognitive Enhancer Content). Electronics and Telecommunications Trends. 2019;34(4):89-97. doi:10.22648/ETRI.2019.J.340409

Astell AJ, Bouranis N, Hoey J, et al. Technology and Dementia: The Future is Now. Dement Geriatr Cogn Disord. 2019;47(3):131-139. doi:10.1159/000497800

Carpenter KA, Huang X. Machine Learning-based Virtual Screening and Its Applications to Alzheimer's Drug Discovery: A Review. Curr Pharm Des. 2018;24(28):3347-3358. doi:10.2174/1381612824666180607124038

Clay F, Howett D, FitzGerald J, Fletcher P, Chan D, Price A. Use of Immersive Virtual Reality in the Assessment and Treatment of Alzheimer's Disease: A Systematic Review. J Alzheimers Dis. 2020;75(1):23-43. doi:10.3233/JAD-191218

D'Onofrio G, Sancarlo D, Ricciardi F, et al. Information and Communication Technologies for the Activities of Daily Living in Older Patients with Dementia: A Systematic Review. J Alzheimers Dis. 2017;57(3):927-935. doi:10.3233/JAD-161145

Huang K, Lin Y, Yang L, et al. A multipredictor model to predict the conversion of mild cognitive impairment to Alzheimer's disease by using a predictive nomogram. Neuropsychopharmacology. 2020;45(2):358-366. doi:10.1038/s41386-019-0551-0

Kim KW, Choi JD, Lee H, et al. Social Event Memory Test (SEMT): A Video-based Memory Test for Predicting Amyloid Positivity for Alzheimer's Disease. Sci Rep. 2018;8(1):10421. Published 2018 Jul 10. doi:10.1038/s41598-018-28768-1

Mak KK, Pichika MR. Artificial intelligence in drug development: present status and future prospects. Drug Discov Today. 2019;24(3):773-780. doi:10.1016/j.drudis.2018.11.014

Pekkala T, Hall A, Lötjönen J, et al. Development of a Late-Life Dementia Prediction Index with Supervised Machine Learning in the Population-Based CAIDE Study. J Alzheimers Dis. 2017;55(3):1055-1067. doi:10.3233/JAD-160560

Qiu S, Joshi PS, Miller MI, et al. Development and validation of an interpretable deep learning framework for Alzheimer's disease classification. Brain. 2020;143(6):1920-1933. doi:10.1093/brain/awaa137

Stamate D. et al. (2020) Applying Deep Learning to Predicting Dementia and Mild Cognitive Impairment. In: Maglogiannis I., Iliadis L., Pimenidis E. (eds) Artificial Intelligence Applications and Innovations. AIAI 2020. IFIP Advances in Information and Communication Technology, vol 584. Springer, Cham

Thapa N, Park HJ, Yang JG, et al. The Effect of a Virtual Reality-Based Intervention Program on Cognition in Older Adults with Mild Cognitive Impairment: A Randomized Control Trial. J Clin Med. 2020;9(5):1283. Published 2020 Apr 29. doi:10.3390/jcm9051283

제1판 제1쇄 2020년 9월 18일

지은이	양현덕, 박준일, 김현식, 박동석, 서정욱
펴낸이	양현덕
기획진행	임주남, 조용은
디자인	위하영
표지이미지	위하영
관리·마케팅	임주남, 조용은
제작처	대성프린팅

펴낸곳	(주)디멘시아북스
등록번호	2020-000082
주소	경기도 수지구 광교중앙로 294 엘리치안빌딩 305호
홈페이지	www.dementiabooks.co.kr/
대표전화	031-216-8720
팩스	031-216-8721
전자우편	dementiabooks@dementiabooks.co.kr

ISBN	979-11-971679-0-4 (03510)
정가	12,000원

이 책은 저작권법에 따라 보호받는 저작물이므로 무단전제와 무단복제를 금하며
책 내용의 전부 또는 일부를 이용하려면 반드시 저작권자와
(주)디멘시아북스의 서면 동의를 받아야 합니다.
잘못된 책은 구입처에서 바꿔드립니다.

이 도서의 국립중앙도서관 출판예정도서목록(CIP)은
서지정보유통지원시스템 홈페이지(http://seoji.nl.go.kr)와
국가자료종합목록 구축시스템(http://kolis-net.nl.go.kr)에서 이용하실 수 있습니다.
(CIP제어번호 : CIP2020037778)